# virei VEGETARIANO e agora?

*Este livro é uma obra de consulta e esclarecimento. As informações aqui contidas têm o objetivo de complementar, e não substituir, os tratamentos ou cuidados médicos. Os benefícios de uma dieta baseada em frutas, legumes, verduras e sementes para a saúde são reconhecidos pela medicina, mas o uso das informações contidas neste livro é de inteira responsabilidade do leitor. Elas não devem ser usadas para tratar doenças graves ou solucionar problemas de saúde sem a prévia consulta a um médico ou um nutricionista.*

Dr. Eric Slywitch

Médico especialista em nutrologia, nutrição clínica, nutrição enteral e parenteral, e mestre em nutrição pela Unifesp

# virei VEGETARIANO e agora?

São Paulo
2010

EDITORA ALAÚDE

1ª edição em abril de 2010 – Impresso no Brasil

PRODUÇÃO EDITORIAL:
Editora Alaúde

REVISÃO:
Beatriz C. Nunes de Sousa

IMPRESSÃO E ACABAMENTO:
Ipsis Gráfica e Editora S/A

**Dados Internacionais de Catalogação na Publicação (CIP)**
**(Câmara Brasileira do Livro, SP, Brasil)**

Slywitch, Eric
Virei vegetariano e agora? / Eric Slywitch. -- São Paulo : Alaúde Editorial, 2010.

Bibliografia.
ISBN 978-85-7881-035-1

1. Alimentos vegetarianos 2. Culinária vegetariana 3. Vegetarianismo 4. Vegetarianos I. Título.

10-03015 CDD-641.35

Índices para catálogo sistemático:

1. Vegetarianismo : Hábitos alimentares : Promoção da saúde 641.35

**Alaúde Editorial Ltda.**
Rua Hildebrando Thomaz de Carvalho, 60
CEP 04012-120 – São Paulo – SP – Brasil
Fone: (11) 5572-9474 / 5579-6757
www.alaude.com.br
alaude@alaude.com.br

*Dedico este livro a todos os vegetarianos que passam pelas situações que descrevo nestas páginas.*

# Agradecimentos

Agradeço à minha esposa, Astrid Pfeiffer Slywitch, por ser tão companheira em todos os momentos.

Agradeço ao meu amigo Antonio Cláudio Duarte, por me dar a honra de compartilhar sua sabedoria, acumulada durante anos de exercício profundamente técnico e afetivo da arte da medicina.

# Sumário

# Prefácio

São muitos os objetivos deste livro. Se você quiser se sentir mais seguro sobre a adoção de uma dieta vegetariana, ele é para você. Se sua família ou seus amigos não o deixam em paz porque você se tornou vegetariano, há capítulos exclusivos para eles. Se os conflitos em seu meio social ficaram evidentes, você encontrará aqui recursos para trabalhar com eles.

Procuro trabalhar com o vegetarianismo de forma totalmente imparcial, pois, para tomar decisões, é preciso primeiro conhecer os fatos. A decisão de adotar ou não o vegetarianismo é sua. Este livro não tem a intenção de persuadi-lo, mas de fornecer ferramentas para que você aprenda a lidar melhor com o assunto, seja no aspecto pessoal, seja em suas relações familiares ou afetivas.

CAPÍTULO 1

# Definições, conceitos e razões

Ao ouvir que alguém é vegetariano, a primeira coisa que muitas pessoas pensam é que esse indivíduo come muita salada! Mas ser vegetariano não tem nada a ver com comer muita ou pouca salada. Ser vegetariano tem a ver com não comer carne de nenhum tipo, nem as brancas, nem as vermelhas e nem as de qualquer outra cor. Como conceito, o vegetariano é uma pessoa que não come nenhum alimento oriundo da morte de um ser do reino animal. Vamos um pouco mais além.

## Vegetarianismo

A dieta vegetariana não é uma dieta nova. A cultura indiana, baseada no conceito da não violência, até hoje adota o vegetarianismo. São milênios de existência com um regime alimentar sem carne. No Ocidente, antes de 1847, dizia-se que os indivíduos que não ingeriam carne haviam aderido a um "sistema de dieta vegetal", ou a uma "dieta pitagórica" (do sábio grego Pitágoras).

A palavra "vegetariano" foi formalmente utilizada em 1847 por Joseph Brotherton, na reunião de inauguração da Sociedade Vegetariana, realizada na Inglaterra. O uso ou não de derivados animais (ovos e laticínios) não impedia o indivíduo de receber essa denominação. Em decorrência dos diferentes padrões de dieta vegetariana adotados, foram criados os termos *ovolactovegetariano* (indivíduo vegetariano que consome ovos e laticínios), *lactovegetariano* (indivíduo vegetariano que consome laticínios) e *vegetariano estrito* (indivíduo vegetariano puro, ou seja, que não consome nenhum derivado animal na sua dieta). Veja bem, o termo é vegetariano estrito, e não restrito. A dieta composta exclusivamente de alimentos de origem vegetal é estritamente vegetariana, e não uma dieta restrita. Estudos demonstram que os vegetarianos estritos tendem a utilizar alimentos de forma mais diversificada que as pessoas que comem carne, mostrando que a dieta estrita não é restrita. Se você ouvir que alguém é um vegetariano restrito é porque ele ainda não aprendeu a nomenclatura.

O indivíduo que não consome carne de nenhum tipo é vegetariano, assim como aquele que se alimenta de ovos e laticínios. O único ponto comum a todas as dietas vegetarianas é a exclusão de qualquer tipo de carne da alimentação.

Em 1851 já havia relatos de vegetarianos que procuravam alternativas ao uso de vestimentas que contivessem couro. Porém, apenas em 1944 surgiu o termo "*vegan*", que foi cunhado por Donald Watson para designar o indivíduo vegetariano estrito que não utiliza produtos oriundos do reino animal para nenhum fim (alimentar, higiênico, de vestuário, etc.). Em português, a palavra "*vegan*" foi adaptada para "vegano" pela Sociedade Vegetariana Brasileira.

A União Vegetariana Internacional (IVU) define o vegetarianismo como "a prática de não comer carne, aves ou peixes ou seus subprodutos, com ou sem o uso de laticínios ou ovos".

A Sociedade Vegetariana Brasileira considera vegetariano aquele que exclui de sua alimentação todos os tipos de carne, aves, peixes e seus derivados, com ou sem a utilização de laticínios ou ovos. O vegetarianismo inclui o veganismo.

A Associação Dietética Americana define a dieta vegetariana como aquela que não inclui carne (inclusive de aves), frutos do mar ou produtos que contenham esses alimentos. Alguns vegetarianos brincam dizendo que não comem nada que tenha rosto, olhos ou um sistema nervoso central. Outros dizem que não comem nada que fuja ou esboce reação de fuga.

Em 2006 estimava-se que 2,3 por cento da população adulta dos Estados Unidos (4,9 milhões de pessoas) fosse vegetariana. Cerca de 1,4 por cento da população adulta do país era vegana. E entre os indivíduos de 8 a 18 anos de idade, 3 por cento eram vegetarianos em 2005 e 1 por cento era vegano. Não há estatísticas sobre o assunto no Brasil, mas é nítido o aumento do número de adeptos da alimentação sem carne pelo que se pode ver nos fóruns de discussão da internet, nas publicações (como a *Revista dos vegetarianos*, da Editora Europa), no crescimento do número de restaurantes vegetarianos e nos eventos promovidos pela Sociedade Vegetariana Brasileira.

## Tipos de dieta vegetariana

Você já deve ter decorado, mas, para reforçar, de forma genérica vegetariano é o indivíduo que não utiliza nenhum tipo de carne (vermelha ou branca) na dieta. Vegetarianismo é sinônimo de alimentação sem carne. O termo "vegetariano" provém do latim e significa "forte, robusto e vigoroso".

Os vegetarianos podem ou não utilizar derivados animais na alimentação. Se consomem ovos e laticínios, são chamados ovolactovegetarianos. Se não comem ovos mas aceitam laticínios, são chamados lactovegetarianos. Os vegetarianos que excluem todos os derivados animais do cardápio são chamados de vegetarianos estritos, vegetarianos puros e, às vezes, veganos. Na realidade, porém, há diferenças entre os vegetarianos estritos e os veganos. Apesar de ambos terem em comum o fato de adotar uma alimentação isenta de produtos animais, os veganos não utilizam vestimentas e produtos que incluam componentes animais e geralmente recusam produtos testados em animais. Esses três tipos são os mais comuns, mas existem outras formas de vegetarianismo (dentro do padrão do vegetarianismo estrito), como o crudivorismo e o frugivorismo.

O *crudivorismo* propõe o uso de alimentos crus ou aquecidos no máximo até 42ºC. A utilização de alimentos em processo de germinação (cereais integrais, leguminosas e frutas oleaginosas) é comum nesta dieta. Os alimentos seguem basicamente o mesmo padrão utilizado pelos vegetarianos estritos, exceto pelo fato de serem consumidos exclusivamente crus. Diferentemente do que se possa pensar, esta dieta apresenta preparações bastante sofisticadas e saborosas.

O *frugivorismo* utiliza frutos, porém de acordo com o conceito da botânica, e não da nutrição. Dessa forma, são utilizados cereais, legumes (como abobrinha, berinjela, etc.), frutas oleaginosas (nozes, amêndoas, etc.) e as frutas propriamente ditas. Nesta filosofia, o preceito é utilizar apenas o que a natureza oferece, sem violar a integridade do vegetal.

Já a *macrobiótica* designa outra forma de alimentação, que pode ou não ser vegetariana. Macrobiótico é o indivíduo cuja alimentação se baseia em cereais integrais e que vive de acordo com um sistema filosófico bastante particular e característico. A dieta macrobiótica clássica, ao contrário da vegetariana, apresenta indicações específicas das proporções a serem utilizadas de cada grupo alimentar. Essas proporções seguem diversos níveis, podendo ou não incluir carnes. A macrobiótica não aconselha o uso de laticínios ou ovos.

É importante ressaltar que essas nomenclaturas não devem ser utilizadas em hipótese alguma para determinar o estado nutricional do indivíduo, pois, exceto pela macrobiótica, nenhuma delas especifica a quantidade ou a frequência de ingestão de cada grupo de alimentos. A nomenclatura, na prática clínica do médico ou do nutricionista, serve apenas para avaliação e orientação, no sentido de saber o que o indivíduo vai ou não aceitar no cardápio.

Denomina-se *semivegetariano* o indivíduo que faz uso de carnes, geralmente brancas, em menos de três refeições por semana. Alguns estudos consideram semivegetariano quem consome carnes em apenas uma refeição semanal. Essa terminologia ganha importância na comparação dietética (nutricional e de resultados para a saúde) entre vegetarianos (de todos os tipos) e onívoros, já que o semivegetariano é, teoricamente, um indivíduo que se situa entre os dois grupos. Ressalto que esse indivíduo não é considerado vegetariano, pois não tem uma alimentação sem carne. Você vai encontrar também os termos *piscovegetariano* (ou *pescovegetariano*) e *pollovegetariano* para designar os vegetarianos que incluem em sua dieta peixes ou galináceos, respectivamente. Mas eles não são vegetarianos!

> Não existe uma evolução entre os tipos de dieta vegetariana. Por mais que muitos ovolactovegetarianos almejem se tornar veganos, isso não é uma constante. Há ovolactovegetarianos ou lactovegetarianos que não pretendem abolir o consumo de produtos derivados de animais.

Quem aceita qualquer tipo de alimento na dieta é *onívoro*.

## Vegetarianismo é naturalismo?

Não! De forma alguma! Muitas pessoas associam erroneamente o vegetariano ao indivíduo que procura um estilo de vida saudável, baseado numa vida mais natural e com a ingestão de alimentos isentos de aditivos artificiais e industrializados. Elas têm na cabeça a ideia do natureba que não penteia o cabelo, da mulher que não depila as axilas, e isso é fruto da distorção do que é o vegetarianismo e de sua associação a grupos que têm filosofia própria e também adotam a dieta vegetariana.

Você vai ver o tipo que denomino de *junk* vegetariano, que é o vegetariano que retirou a carne do cardápio, mas come todas as porcarias que encontra pela frente, adotando uma dieta rica em alimentos refinados, frituras e corantes. Felizmente, tenho observado que esse tipo de vegetariano é minoria.

Um estilo de vida mais naturalista pode ser adotado por alguns vegetarianos, mas isso não é uma regra, e essa associação não deve ser feita. Vamos entender por que uma pessoa escolhe parar de se alimentar de carnes.

# Por que se tornar vegetariano

São diversas as razões que levam alguém a se tornar vegetariano. Em muitos casos, a filosofia de vida que a pessoa segue a desperta para a adoção dessa dieta. Com uma nova visão da vida, ela passa a viver de uma maneira diferente.

Segundo estudos científicos internacionais, a principal razão pela qual as pessoas se tornam vegetarianas é a busca por melhor qualidade de vida do ponto de vista da saúde. No entanto, esse resultado não condiz com a realidade brasileira, e talvez nem mesmo com a mundial. Entre os pacientes que atendo, mais de 70 por cento dos veganos o são por motivos éticos (por causa dos animais, e não da saúde). Pelo menos 50 por cento dos ovolactovegetarianos também retiram a carne do cardápio pensando nos animais. No meu ponto de vista, as estatísticas que emergem desses artigos científicos estão "viciadas", pois parte delas foi realizada com adventistas, que têm na saúde o principal motivo para a adoção do vegetarianismo.

As principais razões que levam ao vegetarianismo são:

## Ética

Como os animais são capazes de procurar o prazer, preservar-se da dor e demonstrar interação com o ambiente em que vivem, causar-lhes sofrimento é uma atitude inaceitável do ponto de vista ético. Dessa forma, o indivíduo que compartilha desse princípio ético não aceita ser conivente com a exploração dos animais nem com o extermínio da vida deles. Ele considera os animais seres com direitos que devem ser respeitados.

É muito comum encontrarmos pessoas que participam de grupos de proteção a animais que em determinado momento questionam a incoerência de suas atitudes: "Como posso proteger o cão e o gato e comer a vaca e o frango? Qual é a diferença?" Pronto! Surge mais um vegetariano! Também é comum que aqueles que se tornaram vegetarianos por causa dos animais procurem alimentos isentos de aditivos de origem animal (como o corante vermelho carmim, ou INS 120, extraído do extrato seco de fêmeas de um inseto chamado cochonilha, ou *Coccis cactis*; esse corante é bastante utilizado em sucos de frutas com sabor de morango ou pêssego, laticínios, doces, geleias, sorvetes, bebidas alcoólicas e cosméticos) ou que não tenham sido testados em animais (a tolerância a certos medicamentos e cosméticos é testada nos olhos de coelhos). A vivissecção, assim como as experiências de laboratório realizadas, são vistas como atos inaceitáveis. Há sites que listam as empresas e os produtos que utilizam animais. Veja o capítulo "Onde pesquisar sobre vegetarianismo".

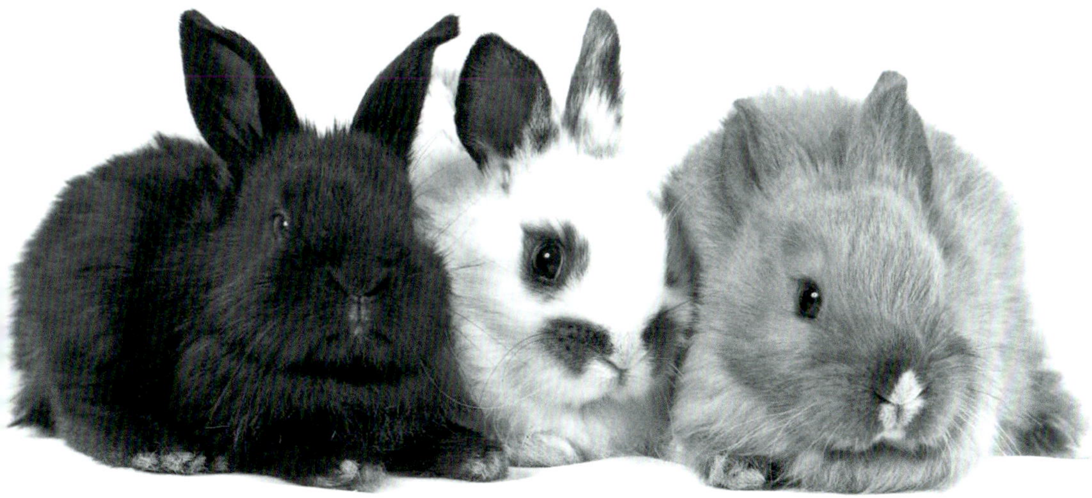

Em alguns casos, a pessoa que se tornou vegetariana por causa dos animais não está preocupada com a própria saúde, mas sim com o abuso contra os animais, e pode ter uma alimentação bastante inadequada em termos nutricionais. No entanto, o que minha experiência em consultório tem mostrado é que esse vegetariano não terá outra escolha senão estudar nutrição, pois será perseguido por perguntas sobre os nutrientes e, cedo ou tarde, estudará bastante e modificará seus hábitos. Falarei sobre isso em outro capítulo.

No grupo das pessoas que se tornam vegetarianas por questões éticas, podemos incluir ainda os de religiões como o budismo e o adventismo, que preconizam a alimentação sem carne.

Para os que não se sensibilizam com essa questão, há diversos filmes que mostram com clareza a crueldade contra os animais no processo industrial, mesmo nos locais que seguem rigidamente os protocolos da Agência Nacional de Vigilância Sanitária. Isso ocorre por um motivo simples: os animais sentem medo e dor quando confinados e abatidos, mesmo que pensemos que seu entendimento do mundo seja diferente do nosso.

A presidente da Sociedade Vegetariana Brasileira, Marly Winckler, tem uma frase que reflete muito bem esse princípio: "Como queremos encontrar e praticar a paz se praticamos a violência em cada refeição que fazemos?"

## Saúde

É a segunda razão que leva os brasileiros a adotar o vegetarianismo.

A Organização Mundial de Saúde define a saúde como um estado de completo bem-estar físico, mental e social, e não apenas a ausência de doença. O indivíduo que associa o fato de ingerir carnes ao assassinato ou ao sofrimento animal não consegue viver psiquicamente bem ingerindo esses produtos. Forçar um indivíduo que modificou sua visão a comer carne é uma violação à sua saúde. Independentemente desse conceito, vou me concentrar apenas nos aspectos relacionados à saúde do corpo físico.

Há vários estudos populacionais que avaliaram a saúde dos vegetarianos com amostragens bastante significativas. Em nenhum deles foi encontrada maior prevalência de doenças nos vegetarianos. Grande parte desses estudos foi realizada com adventistas, que, por motivos religiosos, são incentivados a adotar o vegetarianismo. Como essa adesão não é obrigatória, encontramos vegetarianos e não vegetarianos nessas comunidades. Essa diversidade os torna um grupo bastante interessante para pesquisas relacionadas à saúde, já que o consumo de álcool, a frequência de tabagismo e de atividade física são similares, a despeito da opção dietética. Nos estudos publicados encontramos:

- Redução de 31 por cento das mortes por doença cardiovascular em homens vegetarianos e de 20 por cento em mulheres vegetarianas (em uma reunião de cinco estudos prospectivos com um total de 76 mil indivíduos).

- Níveis sanguíneos de colesterol 14 por cento mais baixos em ovolactovegetarianos do que em onívoros.
- Níveis sanguíneos de colesterol 35 por cento mais baixos em veganos do que em onívoros.
- Pressão arterial mais baixa nos vegetarianos (redução de 5 a 10 mmHg).
- Redução de até 50 por cento do risco de diverticulite nos vegetarianos.
- Risco de diabetes 100 por cento maior em onívoros quando comparados a vegetarianos (estudo com 34.198 indivíduos adventistas). Estudos recentes demonstram que os diabéticos que adotam uma dieta vegana com baixo teor de gordura (comparados aos que adotam a dieta preconizada pela Associação Americana de Diabetes) têm o dobro de benefícios em relação a perda de peso, uso de medicamentos, redução do colesterol "ruim" e perda de proteína pelos rins (microalbuminúria).
- Probabilidade duas vezes menor de pedras na vesícula em mulheres vegetarianas (estudo com 800 mulheres entre 40 e 69 anos).
- Risco de câncer de próstata 54 por cento maior em onívoros (estudo com 34.198 adventistas).
- Risco 88 por cento maior de câncer de intestino grosso (cólon e reto) em onívoros. As carnes vermelha e branca estão vinculadas (de forma independente) ao risco aumentado de câncer de intestino grosso (estudo com 34.198 adventistas).
- Redução da incidência de obesidade em vegetarianos. O estudo EPIC-Oxford avaliou 33.883 onívoros e 31.546 vegetarianos e constatou que a obesidade estava presente em 7,1 por cento dos homens e 9,3 por cento das mulheres onívoras, contra 1,6 por cento dos homens e 2,5 por cento das mulheres veganas, respectivamente.
- A dieta vegetariana é benéfica aos que estão perdendo a função renal, pois tem menos proteína e melhora o perfil lipídico.
- Alguns estudos apontam que a dieta vegetariana sem derivados animais e com predominância de alimentos crus reduz os sintomas de fibromialgia.

A dieta vegetariana, assim como a onívora, não é um método de alimentação com regras estabelecidas. Podem ocorrer erros alimentares em ambos os grupos, mas o fato é que as populações vegetarianas apresentam melhor padrão alimentar e menor prevalência de doenças crônico-degenerativas quando comparadas às onívoras.

É provável que a explicação para os achados não esteja unicamente na ausência de carne da dieta, mas também no maior consumo de alimentos saudáveis, como frutas, verduras e cereais integrais. Se seu objetivo ao se tornar vegetariano foi ter mais saúde, saiba que não basta retirar a carne; é preciso saber como está o contexto global de sua dieta e de sua vida. De qualquer forma, os estudos têm sugerido que uma dieta vegetariana não planejada é mais saudável do que uma onívora não planejada.

## Meio ambiente

Para quem nunca estudou o impacto da criação de animais no meio ambiente, associar o vegetarianismo à questão ambiental pode soar muito estranho. Os meios de comunicação têm demonstrado o impacto da atividade humana nos ecossistemas, mas pouco divulgam sobre o impacto da pecuária. Seja pelo fato de muitos governantes e apresentadores de televisão estarem vinculados à pecuária, seja pela recusa em admitir que nossos hábitos podem ser nocivos ao planeta e devem ser modificados, seja pela ignorância de alguns profissionais que ainda acreditam que o consumo de carne é fundamental para a saúde e por isso não há alternativa à exploração dos animais, a relação entre a pecuária e o meio ambiente é um assunto negligenciado. Devemos repensar o tema com seriedade, em especial por que a abstenção do consumo de carne exerce mais impacto positivo no meio ambiente do que parar de andar de carro.

Relatório emitido pela Organização das Nações Unidas para a Alimentação e a Agricultura (FAO) mostra claramente a preocupação dessa entidade com as consequências da pecuária no meio ambiente. Segundo a FAO, de todas as atividades humanas, a pecuária é a maior responsável pela erosão de solos e pela contaminação de mananciais aquíferos. As emissões de gases responsáveis pelo efeito estufa também são marcantes nessa atividade, em especial pela produção digestiva dos ruminantes (gases e eructação). No âmbito das atividades humanas, a pecuária é responsável por 9 por cento do $CO_2$ emitido, 65 por cento do óxido nitroso (296 vezes mais agressivo do que o $CO_2$), 37 por cento do metano (23 por cento mais nocivo do que o $CO_2$) e 64 por cento da amônia (que contribui de forma marcante para a chuva ácida). Segundo a FAO, cerca de 18 por cento dos gases responsáveis pelo efeito estufa são gerados pela produção e pela comercialização de produtos de origem animal. No entanto, esses dados foram recalculados em 2009 por dois cientistas do Banco Mundial para o Instituto World Watch, que chegaram ao seguinte resultado: *a pecuária e seus subprodutos respondem por no mínimo 51 por cento dos gases causadores do efeito estufa.*

Atualmente a pecuária utiliza 30 por cento das terras produtivas do planeta, e outros 33 por cento são utilizados para a produção dos grãos utilizados para alimentar o gado. A produção global de carne foi da ordem de 229 milhões de toneladas entre os anos de 1999 e 2001. Estima-se que esse número chegue a 465 milhões de toneladas em 2050. Ou seja, atualmente 63 por cento das áreas cultiváveis do planeta são destinadas à pecuária. Como a previsão de consumo de carne para 2050 é o dobro, precisaremos de 126 por cento da área do planeta para a pecuária, o que é obviamente impossível.

A pecuária é a principal causa de devastação de florestas. Para o avanço da pecuária é necessário retirar a vegetação nativa (através das queimadas) para formar pastagens. A FAO estima que 70 por cento da floresta Amazônica tenha sido devastada para a formação de pastagens, número que continua crescendo. A pecuária foi a principal razão do desmatamento de diversas áreas, como o cerrado. Para ter uma ideia bastante clara do processo, percorra o estado do Mato Grosso do Sul de carro. Durante todo o trajeto você verá dos dois lados da pista apenas pastagens formadas após o desmatamento da vegetação nativa.

Conforme conquistam mais poder aquisitivo, as populações dos países mais pobres passam a consumir mais carne. Estudos demonstram que, se a Índia ou a China começarem a consumir carne como os americanos, a produção de animais de corte não será mais possível por falta de área útil no planeta.

Alimentos de origem vegetal, como frutas e verduras, exigem 95 por cento menos energia fóssil do que o necessário para a produção e o transporte de carne. São necessários 18 quilos de cereais para produzir 1 quilo de carne. Em um acre de terra cultivado com cereais, haverá cinco vezes mais proteína do que se o espaço fosse utilizado para a criação de animais de corte.

E tem mais! São necessários cerca de 15 mil litros de água para produzir 1 quilo de carne, enquanto precisamos de menos de 1.300 litros para produzir 1 quilo de soja. Esse cálculo é feito computando-se o consumo do animal ao longo da vida. Isso significa que a economia na utilização de água é de mais de 90 por cento. Matematicamente falando, a substituição de 1,6 quilo de carne pela mesma quantia de soja pouparia 75 mil litros de água por ano. Se, todas as semanas, 20 por cento dos americanos e dos canadenses substituíssem 113 gramas de carne de boi pela mesma quantidade de soja, o total de água economizada em um ano seria suficiente para fornecer 40 litros de água potável para cada pessoa do mundo!

Se toda a produção de soja e de grãos destinada ao gado americano fosse destinada aos seres humanos, seria possível alimentar toda a população mundial cinco vezes.

Segundo alguns estudos, em 2048 não haverá mais peixes no mar. O consumo de carne e de seus derivados tem uma relação direta com as mudanças climáticas que estamos vivendo.

## Outras razões

Algumas pessoas adotam o vegetarianismo por questões filosóficas, por princípios religiosos, por não gostar de carne, entre outras razões. Muitos praticantes de ioga se tornam vegetarianos motivados pelo princípio do *ahimsá* (a não violência, que faz parte da ética iogue). Alguns pacientes me relataram ter iniciado a dieta vegetariana em momento de muita dificuldade financeira, pois perceberam que a retirada da carne tornava a alimentação mais barata. Vou falar sobre isso adiante.

# O que faz a diferença é sua consciência

Sejam quais forem suas razões, ao adotar o vegetarianismo você estará contribuindo para a redução do sofrimento animal e da devastação ambiental e, assim que elaborar sua dieta, para a melhoria de sua saúde também. Muito provavelmente, inúmeros conflitos internos surgirão no momento em que sua consciência o impedir de comer carne. Sua visão de mundo será diferente. Por isso resolvi escrever uma carta para o novo vegetariano.

CAPÍTULO 2

# Acabei de me tornar um alienígena no planeta dos onívoros

# Carta ao novo vegetariano

Saudações, vegetariano!

Você acabou de se tornar um alienígena neste planeta de onívoros, cujos hábitos e valores você compartilhava até pouco tempo atrás. No entanto, por alguma razão muito forte, você modificou alguns desses valores. E como sempre fazemos associações, talvez você pense: se eu mudei, os outros podem mudar; podemos todos ser vegetarianos, e o planeta, os animais e a saúde agradecerão. Você não é o único e nem o primeiro. Ao se ver no planeta dos onívoros, muitos vegetarianos têm essa ideia.

Há pessoas que só se tornariam vegetarianas se encontrassem o que comer em cada esquina ou se nascessem em uma sociedade vegetariana. Você é diferente e teve a coragem de transgredir muitas convenções sociais.

Para alguns (especialmente os mais jovens e os que foram tocados pela ética animal), esse é um momento muito difícil, pois começa a ficar claro que nem todos têm o mesmo compromisso. Eles enxergam o mundo de forma diferente e muitos não vão aceitar nem se sensibilizar com seus argumentos. E, para piorar, alguns ainda vão ridicularizá-lo o tempo todo. Nessa hora você poderá ser tomado por um sentimento de revolta e indignação. É claro que não é assim com todos, mas a maioria passa por isso em algum momento.

Se você não é vegetariano e veio bisbilhotar o que estou escrevendo *para o vegetariano*, saiba que só vai entender claramente o que digo no dia em que se tornar vegetariano de coração. E esse entendimento será muito maior se sua mudança for inspirada principalmente pelo princípio da ética e da proteção aos animais. Quando a opção pelo vegetarianismo se deve à busca pela saúde, nem sempre a indignação é forte a ponto de causar essa revolta interna.

Fiz este livro pensando em você, vegetariano (e não vegetariano curioso), pois suas dificuldades diárias são previsíveis. Você vai passar por aquilo que todos os vegetarianos passam em nosso país, acredite. Logo você vai entender o que estou dizendo. Se você não é vegetariano, mas convive com um, leia estas páginas com carinho para entendê-lo melhor. Não é fácil ser um extraterrestre o tempo todo, mesmo que por escolha.

Meu amigo vegetariano, gostaria de deixar bem claro que há lugares em que você pode depositar todos os seus sentimentos. Não seja chato e evite falar do assunto o tempo todo. Há momentos adequados para se fazer ouvir. Quando o sentimento de revolta o incomodar, lembre-se dos amigos, dos grupos que trabalham com ativismo animal, do estudo do comportamento humano e de diversos outros assuntos, e faça uma atividade física para liberar a energia acumulada. E o mais importante: recorra à força interior para agir e viver de uma forma diferente, em harmonia com seus princípios.

Desenvolva seu talento profissional e sua habilidade de se relacionar. Em muitas ocasiões você vai precisar deles! Se o desejo de fazer algo pelos animais e pelo planeta for muito latente em você, procure realizar um trabalho voluntário com entidades e grupos que já atuam nesse setor. Evite conflitos e discussões inúteis quando o momento não for oportuno. Não se exponha de forma desnecessária e nem tente chocar o mundo quando o momento pedir discrição. Mais importante do que falar é saber quando e como as pessoas ouvem. Estarei com você, como médico e amigo, em todas as páginas deste livro, e espero poder trazer mais embasamento e conforto para que sua decisão se mantenha viva e firme em seu coração.

Vamos lá!

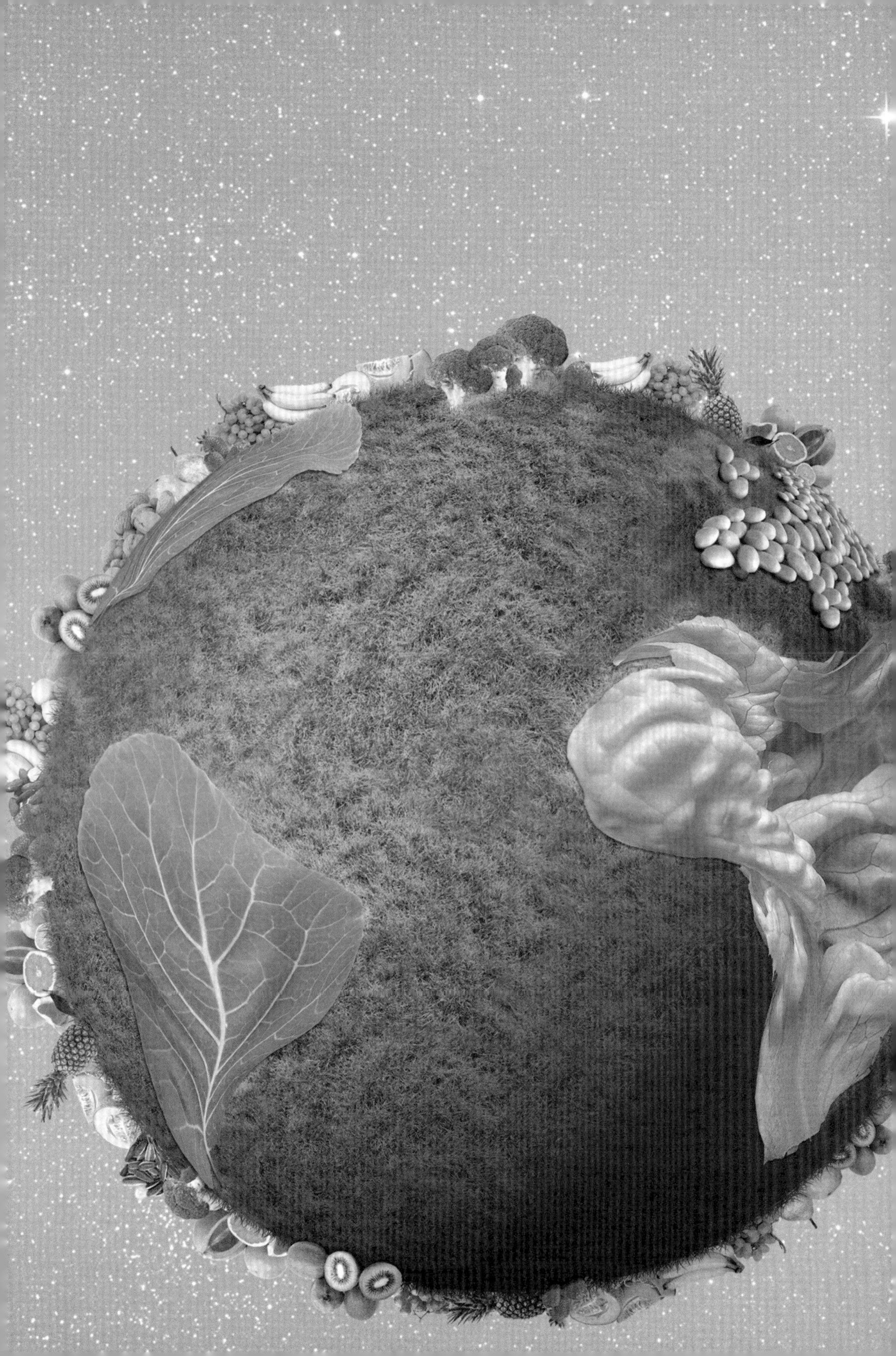

CAPÍTULO 3

# Meu filho virou vegetariano. Socorro!

Se você não vem de uma família vegetariana, está com este livro em mãos e escolheu ler este capítulo, as possibilidades são:

- Você está numa loja ou livraria e se interessou pelo livro porque seu filho é ou está tentando ser vegetariano.
- Você ganhou este livro para tentar compreender a opção de seu filho.

Quando o filho é menor de idade, a preocupação tende a se multiplicar, pois a ideia coletiva que se tem do vegetarianismo é de que crianças, adolescentes e gestantes não podem praticá-lo, pois o risco de carência nutricional é muito grande. Mas isso não é verdade! Vou mostrar, passo a passo, que cuidados devem ser tomados.

Antes, porém, vou falar sobre 12 pontos importantes.

## 1. Vou mudar a cabeça dele! Ele vai voltar a ser normal!

A dica que vou dar agora é a que considero a mais importante deste capítulo, pois ela tem o objetivo de aproximá-lo de seu filho, de ajudá-lo a entender as atitudes dele e de estabelecer um diálogo. Sugiro que você peça a seu filho que apresente todos os motivos que o levaram a se decidir pelo vegetarianismo. Escute de coração e mente abertos, sem críticas, sem olhares tortos! Muito provavelmente ele obteve informações em textos e filmes. Informe-se nas mesmas fontes, leia os textos e assista aos filmes. Você não precisa se tornar vegetariano, mas pelo menos entenderá o que está acontecendo e terá meios para conversar de igual para igual com seu filho. Atendo diversos adolescentes que são levados ao consultório pelos pais. A harmonia familiar surge quando os pais se abrem para entender o ponto de vista do filho, mesmo que não concordem com ele.

## 2. Ele vai ter carências nutricionais

As deficiências nutricionais podem ocorrer em qualquer dieta. Como faço esse tipo de avaliação diariamente, posso afirmar que elas existem em vegetarianos e em não vegetarianos. A diferença está no tipo de deficiência. Escrevi um capítulo nesta obra e um livro inteiro (*Alimentação sem carne*) sobre o assunto, pormenorizando as informações sobre cada nutriente. Vale a pena conhecer sobre os principais nutrientes para auxiliar seu filho a organizar a alimentação.

## 3. Vou levá-lo ao médico

É possível que você esteja pensando em levar seu filho a um médico, nutricionista ou psicólogo, pois quer saber se ele realmente está bem com a dieta seguida e com as novas ideias que vem expressando. Isso é válido e importante, mas sugiro que antes converse com ele com calma. A maioria dos profissionais não sabe quase nada sobre vegetarianismo e vai dizer que essa dieta causa deficiência de ferro e de proteína, entre outros absurdos. Para um vegetariano, ter que explicar para o médico as razões e os princípios que o motivaram a abandonar a carne pode ser um pouco estressante, o que piora se houver qualquer tentativa do médico de fazê-lo mudar de opinião ou se ele emitir comentários desnecessários. Um médico não precisa ser vegetariano para atender um vegetariano, mas muitos vegetarianos procuram um médico vegetariano. Se o médico estiver aberto a avaliar e orientar (se souber) o paciente sem críticas, o consultório pode ser um bom lugar para acabar com as inseguranças.

## 4. Ele só lê sobre o assunto

Não se assuste se seu filho passar tempo demais pesquisando sobre o vegetarianismo. De tanto ouvir as mesmas perguntas e comentários, é possível que ele queira aprender mais e ter respostas para oferecer aos outros. Depois de algum tempo, isso muda. Qualquer um passa bastante tempo entretido com uma nova descoberta.

## 5. Ele está radical

Alguns vegetarianos, em especial os novos, costumam ter atitudes que os pais acham muito radicais, como não comer nada de origem animal e, se estiver viajando ou fora de casa, sem opções, literalmente passar fome. O jovem tende a ser intenso em tudo, e no início a opção pela dieta vegetariana pode trazer muitas dificuldades fora e dentro de casa.

Fora de casa fica evidente que em quase todos os lugares os pratos têm algum animal ou derivado animal como ingrediente. Alguns restaurantes colocam caldo de carne até no molho ao sugo. O jeito é sair de casa preparado, com lanches à mão, ou saber que restaurantes (se houver) servem pratos vegetarianos.

Em casa é inevitável que haja modificações no cardápio da família, mesmo que apenas um membro dela tenha se tornado vegetariano. A família ou o próprio vegetariano passarão a sempre preparar um prato sem carne. Incentive seu filho a aprender a cozinhar. Há cursos de culinária vegetariana em diversos lugares. Na minha clínica, na cidade de São Paulo, faço cursos periódicos, inclusive com os princípios básicos do vegetarianismo. Os vegetarianos precisam aprender a cozinhar

## 6. Ele está diferente

Observe que é muito bom que seu filho aja conforme os princípios que ele considera éticos e corretos, independentemente do que o mundo diz. Esse pode ser um indício de comportamento muito nobre. Valorize e incentive a busca de conhecimento e informações. Percebo em muitos pacientes adolescentes ou crianças um senso crítico e ético muito apurado. Observe seu filho.

## 7. Ele está se afastando

Não fique com medo de perder seu filho. O vínculo que os une não se limita à ingestão do mesmo alimento. Todos podem sentar à mesma mesa, conversar e rir sobre os mesmos assuntos e comer alimentos diferentes.

## 8. Meu filho só fala sobre vegetarianismo

Isso pode realmente ocorrer no início. Se você assistiu aos filmes a que ele assistiu e leu os textos que ele leu, irá entender seu grau de envolvimento, sua indignação (se a causa animal ou ambiental foi o que o despertou) ou sua empolgação (se sua motivação veio da busca por saúde). Dê tempo ao tempo, pois a vida se encarregará de mostrar a ele que falar sobre esse assunto o tempo todo o torna desagradável e não abrirá os caminhos que ele gostaria para mostrar aos outros o que ele enxerga. Ajude-o a entender que há momentos e situações adequados a cada tema.

## 9. Eu achei que era só com os alimentos

Agora seu filho só quer comprar roupas, cosméticos e produtos de higiene pessoal que não tenham sido testados em animais ou retirados deles. Isso costuma acontecer quando o vegetarianismo pega a pessoa pelo coração, por causa dos animais. Há diversas opções para essa situação.

## 10. Vou ignorá-lo, pois logo ele desistirá

Não tenha tanta certeza disso. Em geral, quando um jovem toma essa decisão é porque algo forte o moveu internamente.

## 11. Ele está revoltado

O fato é que, quando um jovem se torna vegetariano – principalmente quando é por amor aos animais –, não adianta brigar e nem se opor. Ajude-o a sentir-se menos indignado, mais à vontade e útil no mundo em que vive. Como pai ou mãe, acolha-o, ajude-o a entender melhor o mundo em que ele vive, perceba que ele também está trazendo uma visão nova do mundo para você. Não estou dizendo que é fácil lidar com a revolta, mas é necessário um posicionamento familiar positivo, de apoio. Acredite, a revolução interior que ele está sofrendo para ter coragem de tomar uma atitude que vai contra o hábito e os costumes da maioria da sociedade pede mais apoio do que ele demonstra precisar. Pelo menos por alguns instantes, veja pelos olhos dele.

## 12. Anorexia

Preste atenção ao comportamento de seu filho. Posso afirmar que, de todas as preocupações que você possa ter com ele, a anorexia é a pior, embora seja muito rara nos vegetarianos autênticos.

A anorexia é um distúrbio complexo do comportamento alimentar que envolve componentes de ordem psicológica, fisiológica e social. É uma doença que afeta principalmente adolescentes do sexo feminino. O anoréxico se recusa a manter o peso adequado em relação à altura mesmo quando está visivelmente abaixo do que seria saudável e esteticamente adequado. É um dos transtornos alimentares associados ao maior risco de morte. Veja os critérios de classificação da doença no final do texto. O médico (especialmente o psiquiatra) ou o psicólogo são os melhores profissionais para avaliar o quadro.

Portanto, anorexia é uma doença. O anoréxico pode ter diversos tipos de comportamento, que vão de restringir o consumo de alimentos até provocar vômito após as refeições. Como a carne é um alimento com elevado teor de gordura, é natural que em algum estágio da doença o anoréxico a retire do cardápio, assim como diversos outros alimentos calóricos (massas, queijos amarelos, doces).

Pessoas desinformadas podem pensar que os vegetarianos têm uma dieta verde ou são magros; no auge da ignorância, imaginam que eles ficam verdes de fome. Assim, o anoréxico pode se aproveitar do fato de a população em geral ainda ter ideias errôneas sobre a dieta vegetariana para usá-la como meio de esconder das pessoas com quem convive os indícios de que sofre de anorexia. Isso não é novidade. Afinal, quem tem anorexia não costuma ter a capacidade intelectual reduzida. O anoréxico percebe que a sociedade não aceita passivamente as consequências da doença, cujo tratamento pode ser feito em casa e até em hospitais especializados, com internação e às vezes com alimentação por sondas (infundidas diretamente no estômago), entre outras possibilidades.

A dieta vegetariana não leva à anorexia, mas alguns anoréxicos aproveitam a ignorância da população e usam o vegetarianismo para tentar esconder a doença do seu meio social.

Não é raro que tenha consciência plena do problema e ainda assim resista ao tratamento.

Desde 1979 há estudos que demonstram que entre 2,5 por cento e 45 por cento dos anoréxicos usam o discurso do vegetarianismo para ocultar a doença.

## Critérios diagnósticos de anorexia nervosa (DSM IV – Manual diagnóstico e estatístico de desordens mentais)

a) Recusa em manter o peso corporal no limite ou acima do esperado para a idade e a altura (peso 85 por cento abaixo do esperado).
b) Medo intenso de ganhar peso ou de se tornar gordo, apesar do baixo peso que apresenta.
c) Alteração na forma de percepção de seu peso e de sua forma corporal ou negação da seriedade de seu baixo peso.
d) Em mulheres, após a menarca (primeira menstruação), ausência de ciclos menstruais por pelo menos três meses.

### Subtipos

1. *Restritivo*

O portador de anorexia nervosa não emprega medidas purgativas (vômitos autoinduzidos, mau uso de diuréticos, laxantes ou enemas) nem apresenta o comportamento de comer compulsivamente

2. *Purgativo/Bulímico*

O portador de anorexia nervosa pratica regularmente medidas purgativas ou apresenta o comportamento de comer compulsivamente.

## Características comuns em portadores de anorexia nervosa (dados não fornecidos pelo DSM IV)

- Têm medo intenso de engordar, que depois se transforma em desejo de ficar magro.
- Fazem dietas restritivas – retirada de alimentos que engordam (doces, massas, carne vermelha). A restrição vai aumentando com o passar do tempo, podendo chegar ao jejum absoluto.
- Podem gostar de ler sobre comida e de cozinhar para a família.
- Podem ter rituais relacionados à comida (cortar em pedaços simétricos, colocá-los no prato de forma determinada).
- São introvertidos e perfeccionistas, sentem orgulho de seu autocontrole e apresentam pouco interesse sexual.
- Apresentam irritabilidade, dificuldade de se concentrar, menos energia e pensamentos relacionados exclusivamente à comida.

CAPÍTULO 4

# Ciência, filosofia e vegetarianismo

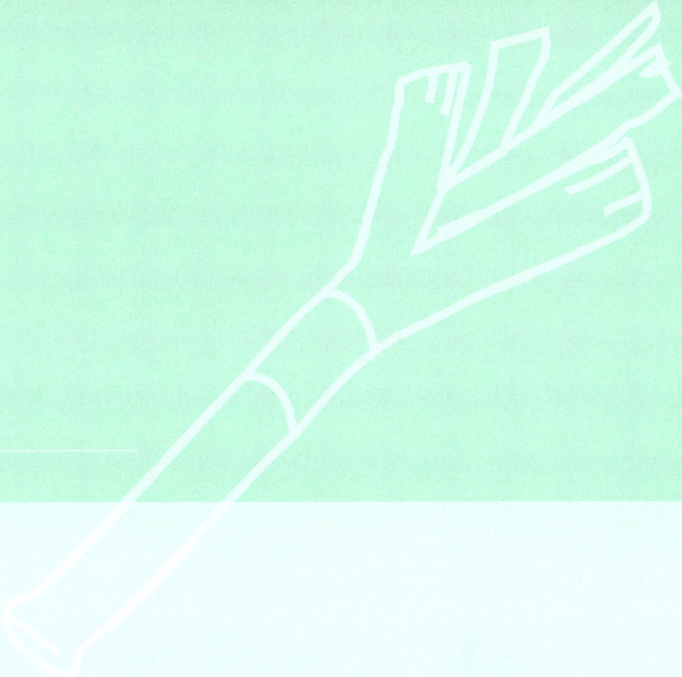

Nenhum profissional consegue saber tudo sobre todos os assuntos. O acúmulo de conhecimentos torna necessária a existência de especialistas em diversas áreas. Não se trata de fragmentar o todo, mas de aprofundar algumas áreas do conhecimento. Mas há falta de preparo dos profissionais de saúde quando o assunto é vegetarianismo, pois nada, ou quase nada, se estuda nos cursos acadêmicos de formação profissional. Seja por causa de conceitos básicos de nutrição mal compreendidos, por extrapolações de experimentos animais que não são reais em humanos, ou simplesmente por falta de estudo, mitos como a carência de proteína serão motivo para muitos profissionais desaconselharem a adoção do vegetarianismo.

No meio científico existem algumas bibliotecas internacionais em que os artigos são publicados e indexados continuamente. Essas bibliotecas são abertas para qualquer pessoa. Para encontrá-las, basta buscar no Google termos como PubMed, Medline, Scielo (veja o capítulo "Onde pesquisar sobre vegetarianismo"). Nesses sites os artigos são indexados por palavras-chave, autores, nome das publicações, etc., e é possível ler o texto na íntegra ou um resumo dele (algumas universidades têm senhas para que seus membros acessem os artigos na íntegra, mas dá para comprar os artigos que interessam). O conhecimento científico do mundo está ali, e a metodologia empregada para chegar a ele é explícita. Assim, todos os estudiosos de um determinado tema chegarão aos mesmos estudos. Mas preste atenção: muito do que se lê em livros e textos da internet são crendices e opiniões de pessoas que não avaliaram nenhum estudo e falam o que bem entendem. Há livros, inclusive de médicos e de nutricionistas, com abordagens pseudocientíficas, que servem apenas para confundir o leitor.

Escrevi este capítulo para esclarecer que diversas entidades internacionais não vegetarianas, utilizando os bancos de dados de artigos publicados, apoiam a adoção da dieta vegetariana. Desde 1993 a Associação Dietética Americana afirma que a dieta vegetariana bem planejada – inclusive a vegana – é saudável e apropriada a todas as fases da vida, inclusive à infância e à gravidez, promovendo crescimento e desenvolvimento adequados. Em 2003 essa mesma associação, em conjunto com os Nutricionistas do Canadá, ao mesmo tempo em que manteve o posicionamento anterior, acrescentou a recomendação de que, diante de um indivíduo que manifeste a intenção de aderir a uma dieta vegetariana, os profissionais da área de nutrição têm a responsabilidade de apoiar e incentivar essa adesão. Tendo em vista os inúmeros estudos que demonstram seus efeitos positivos à saúde cardiovascular, a Associação Americana de Cardiologia é também explicitamente favorável à adesão da dieta vegetariana. As seguintes entidades também se posicionam favoravelmente ao vegetarianismo:

Clínica Mayo
College of Family and Consumer Sciences, Universidade da Geórgia
Departamento de Agricultura dos Estados Unidos
FDA (Food and Drug Administration)
Instituto Americano para a Pesquisa do Câncer
Kids Health, Nemours Foundation
Universidade de Loma Linda

A dieta vegetariana é adequada ao ser humano, mas, como qualquer dieta, precisa de ajustes. Os mitos nutricionais e os ajustes necessários estão pormenorizados no meu livro *Alimentação sem carne*.

Para os que buscam o vegetarianismo por questões espirituais, sugiro prudência e rejeição da dualidade. Não existe diferença entre ciência e espiritualidade. A ciência é um conjunto de métodos lógicos

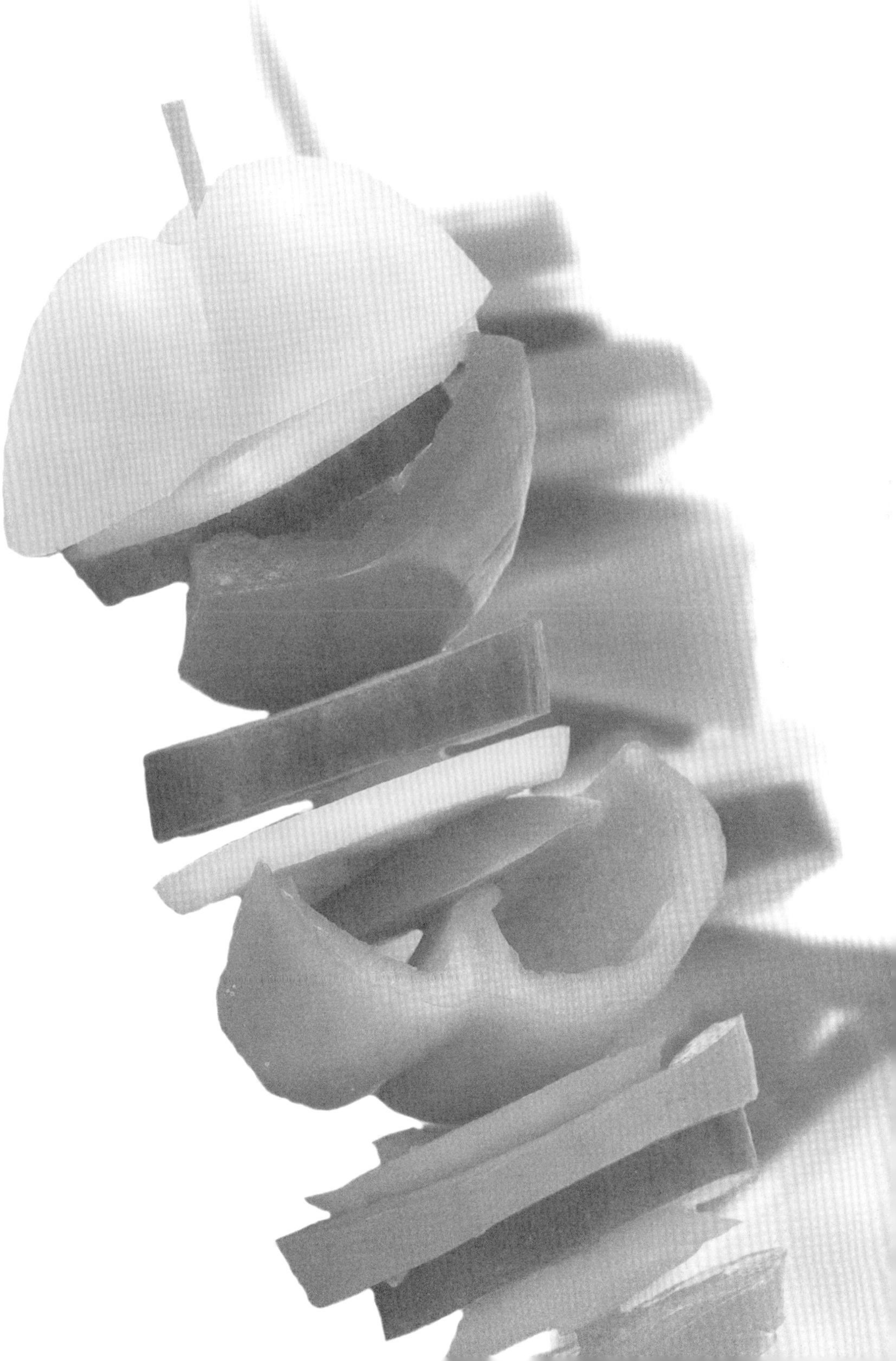

que permitem a observação sistemática de fenômenos empíricos com o objetivo de compreendê-los. A ideia de buscar uma explicação satisfatória que demonstre o funcionamento das leis físicas e divinas não exclui a rejeição do "sobrenatural". No entanto, esse "sobrenatural" também tem regras que devem ser descobertas. Um pesquisador que utiliza animais em experimentos está tentando fazer ciência, da mesma forma que outro que repudia essa atitude. Ambos estão atrás de respostas, mas com conceitos éticos completamente divergentes. Não confunda: a ciência busca explicações, mas é o ser humano que escolhe se fará isso de forma ética ou não.

Podemos aplicar a ciência a todas as áreas da vida, desde os relacionamentos pessoais até as disciplinas da biologia e das ciências exatas, passando pelas religiões e pelas filosofias espiritualistas. A ciência e a espiritualidade devem chegar a um consenso. Se isso não ocorre é porque uma delas, ou ambas, ainda não conseguiu decifrar as leis de funcionamento da vida.

O ser humano gosta de ouvir apenas aquilo que faz eco às suas ideias, mas sem imparcialidade não há condições para um julgamento adequado. Quem defende um ponto de vista de forma parcial não pode ter uma visão ética de seus propósitos. Não são as leis divinas que têm de se adaptar às nossas convicções, mas nossas impressões que devem se ajustar às leis divinas após exaustivas verificações com um olhar não tendencioso. Seja neutro em suas avaliações e confira os resultados na prática. A metodologia científica oferece as bases para que as experiências sejam feitas com segurança, mas não confunda o médico ou o nutricionista com o conhecimento. O médico pode ser o representante do conhecimento pesquisado, mas nem sempre é isso que ocorre.

Um médico ou um nutricionista que de fato conheça o corpo humano e os alimentos não precisa ser vegetariano para atender e entender um vegetariano. Eles precisam apenas saber como avaliar e orientar as escolhas do paciente. Não cabe ao profissional de saúde questionar e muito menos desrespeitar os motivos religiosos e nem mesmo de ordem moral ou ética dos seus pacientes quando isso não implica risco à saúde deles ou à dos que os rodeiam. O conhecimento que o profissional de saúde precisa ter sobre o paciente concentra-se no princípio de compreendê-lo melhor para poder ajudá-lo a permanecer saudável. Se o profissional desrespeitar a escolha do paciente, este pode procurar outro mais qualificado para ajudá-lo. Outro ponto de atenção é o cuidado com profissionais que utilizam o título de médico, nutricionista ou qualquer outro para afirmar coisas que não têm nenhum fundamento científico.

As bases da dieta vegetariana são cientificamente comprovadas e podem ser seguidas em todas as fases da vida (inclusive na infância e na gestação).

## Meu médico é naturalista

Não importa se seu médico é naturalista, homeopata, antroposófico, alopata ou acupunturista. Seja qual for a formação dele, há maneiras muito claras de avaliar o estado nutricional de uma pessoa.

É comum chegarem ao meu consultório pacientes que seguem tratamentos naturais há anos sem nenhuma avaliação de sua eficácia e com deficiências nutricionais importantes. Um exemplo típico é o de crianças pequenas (com menos de 2 anos de idade) que não recebem suplementação de ferro porque estão aparentemente saudáveis, e os profissionais que cuidavam delas acreditavam não ser natural receber suplementos de nenhuma ordem. Quando começam a receber o ferro, essas crianças apresentam aumento da disposição e da energia para as atividades diárias e aumento do apetite e do desenvolvimento mental – ou seja, havia deficiência do metal no organismo.

Há diferentes formas de avaliação das deficiências nutricionais, e em muitos casos os exames laboratoriais são bastante importantes.

Não adianta ter uma filosofia; é preciso ser neutro para avaliar se essa filosofia está de acordo com a verdade. Não adianta apenas acreditar, é preciso verificar.

CAPÍTULO 5

# Quem disse que quem come carne come bem?

É comum a ideia de que, se houver carne na dieta, a chance de desequilíbrio nutricional é menor, mas isso não é verdade, pois os onívoros têm diversas inadequações alimentares. A ideia de que quem come carne come bem não condiz exatamente com a realidade, conforme mostram as diretrizes do Ministério da Saúde sobre a questão.

## As diretrizes do Ministério da Saúde

A redução do consumo de carne, com o consequente aumento do consumo de leguminosas (feijões), frutas, cereais (de preferência integrais), legumes e verduras é preconizada pelo *Guia Alimentar para a População Brasileira,* produzido pelo Ministério da Saúde. Segundo essa diretriz, os principais alimentos para uma alimentação saudável são os cereais, os pães e as massas, frutas, legumes e verduras, leguminosas e outros vegetais ricos em proteína.

Em conjunto, os cereais, as frutas, os legumes, as verduras e as leguminosas devem fornecer de 55 a 75 por cento do total de energia diária da alimentação. Segundo o Ministério da Saúde, os alimentos de origem animal são saudáveis apenas se seu consumo for moderado. No entanto, o consumo de carne deixou de ser moderado há muito tempo, e o brasileiro está excessivamente exposto aos seus malefícios. Em análise comparativa, conforme divulgado no *Guia Alimentar para a População Brasileira*, esta era a realidade brasileira entre os anos de 1974 e 2003:

*Cereais, raízes e tubérculos:* seu consumo diminuiu de 42,1 por cento para 38,7 por cento. O consumo mínimo recomendado é de 45 por cento. Assim, é preciso aumentar a ingestão desses itens em 20 por cento.

*Frutas, legumes e verduras:* sua ingestão era pequena, correspondendo apenas a 3 ou 4 por cento do valor energético consumido. O consumo preconizado é de 9 a 12 por cento por dia. É necessário aumentar pelo menos três vezes a ingestão desses alimentos, que deve chegar ao mínimo de 400 gramas por dia.

*Feijões:* seu consumo se manteve na faixa preconizada (53,68 por cento), mas havia uma preocupante tendência de queda, que precisa ser revertida em curto espaço de tempo. Em comparação ao consumo em 1974, a redução foi de 31 por cento.

*Carne, laticínios e ovos:* seu consumo (especialmente o de carne) passou de 14,9 por cento para 21,2 por cento. É importante frear esse aumento. Nas famílias de baixa renda, o consumo é de 11,7 por cento, enquanto nas de maior renda é de 24,1 por cento.

*Carne:* seu consumo aumentou 50 por cento. A ingestão de carne bovina teve um crescimento de 23 por cento; a de carne de frango, 100 por cento; a de embutidos (presunto, salame, etc.), 300 por cento.

*Sal:* o consumo em domicílio (não foram computadas as refeições fora de casa) era de 9,6 gramas por dia por pessoa, mas não deveria ultrapassar 5 gramas. Portanto, a ingestão de sal deveria ser reduzida pela metade. Outros estudos solicitam redução de três vezes.

*Refeições prontas:* o consumo de refeições prontas e misturas industrializadas aumentou 82 por cento. O percentual de despesas com alimentação fora do domicílio nas zonas urbanas foi de 25,7 por cento; nas áreas rurais, 13,1 por cento.

*Gordura:* recomenda-se que o consumo total de gordura seja reduzido em 10 por cento; na população urbana, em 16 por cento.

Diante desses dados – em especial o impressionante aumento de 300 por cento no consumo de embutidos, cuja ingestão é a que mais aumenta o risco de câncer de intestino grosso –, é sensato estimular a população a aumentar o consumo de alimentos de origem vegetal (cereais, leguminosas, batatas, legumes, verduras e frutas) e reduzir o consumo de carne. Além disso, tendo em vista o crescimento do número de refeições feitas fora de casa, é desejável que restaurantes e afins auxiliem o brasileiro a encontrar opções de alimentação mais saudável, corrigindo o desequilíbrio entre o consumo excessivo de carne e a baixa ingestão de alimentos de origem vegetal apontado pelo Ministério da Saúde.

Também com base em todos esses fatores, foi lançada oficialmente no dia 3 de outubro de 2009 a campanha Segunda sem Carne, da Sociedade Vegetariana Brasileira em parceria com a Secretaria do Verde e do Meio Ambiente. Esse é o maior evento de incentivo público já realizado em nosso país com o objetivo de reduzir o consumo de carne e despertar na população brasileira a curiosidade sobre o vegetarianismo. A campanha incentiva o aumento da ingestão de alimentos de origem vegetal, conforme preconizam as diretrizes do Ministério da Saúde, e estimula os restaurantes a aprender a elaborar pratos vegetarianos.

CAPÍTULO 6

# O que a dieta vegetariana pode fazer com meu organismo?

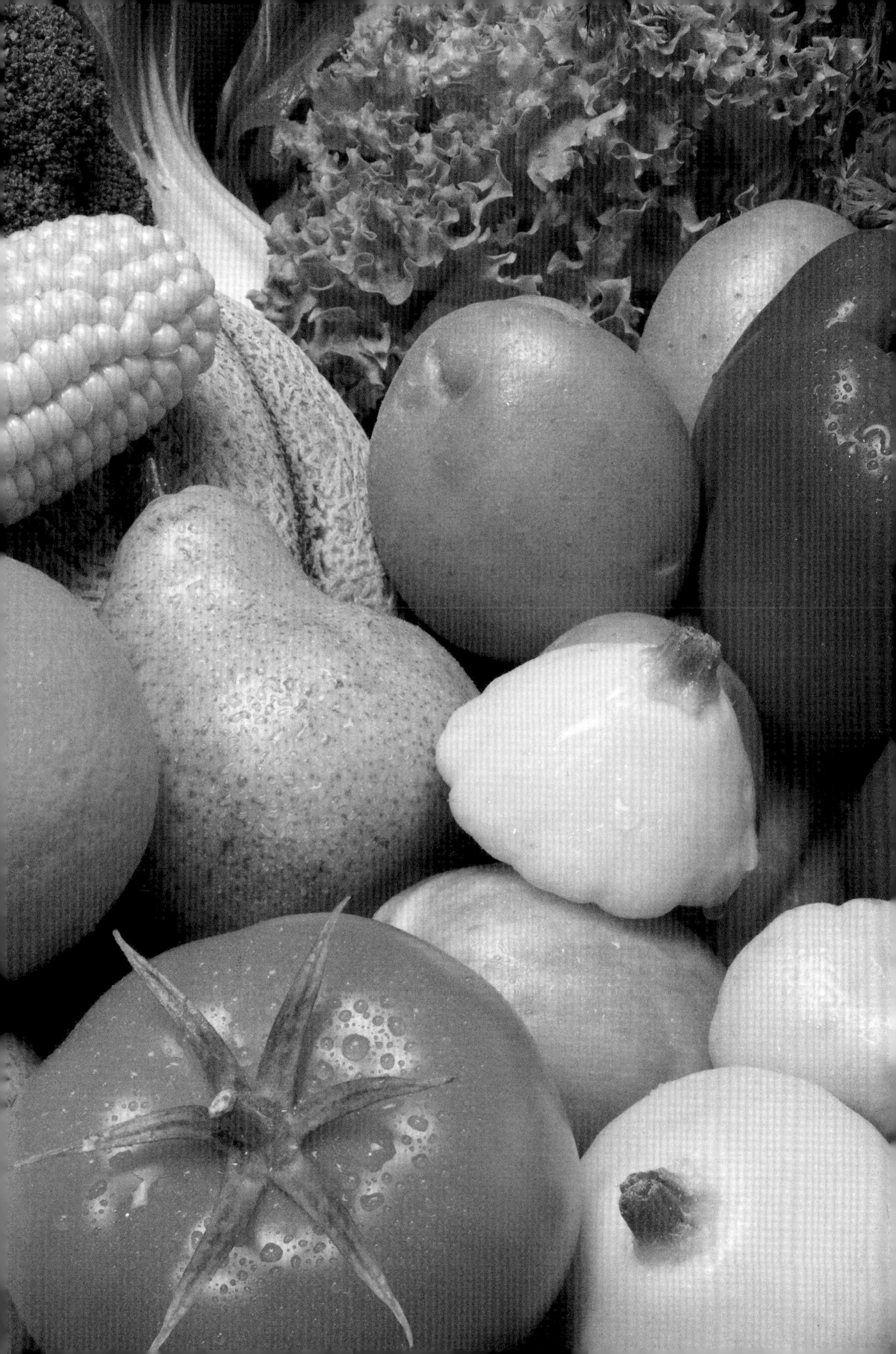

tras regiões do corpo. Uma das causas do inchaço é a reação alérgica a compostos de diversos alimentos, sendo a proteína do leite de vaca a principal. Para sentir definitivamente essa melhora, é necessário ficar sem ingerir nada de leite e seus derivados (inclusive manteiga, requeijão e produtos industrializados que contenham leite) por cerca de três semanas, pois esse é o tempo que demora a dessensibilização do organismo. Ao ingerir novamente esses produtos, grande parte das pessoas apresenta inchaço e não quer mais voltar a consumir leite e seus derivados. O inchaço ocorre mesmo com quantidades pequenas da proteína, pois o estímulo alérgico se mantém. Alguns também relatam melhora da flutuação de humor e da compulsão alimentar. Se quiser fazer o teste, suspenda totalmente os laticínios e providencie uma fonte segura de cálcio. Algumas pessoas, mas não todas, relatam também melhora importante no quadro de rinite, sinusite e asma depois de eliminar o leite de vaca da dieta.

## O que pode piorar

A queixa principal dos vegetarianos é unânime: o meio social. Por isso, elaborei um capítulo inteiro sobre os comentários inconvenientes que o vegetariano costuma ouvir. Outro ponto a ser considerado é a dificuldade de encontrar alimentos fora de casa. Para os ovolactovegetarianos, essa dificuldade é pequena, mas, no caso dos vegetarianos estritos, pode ser mais complicado. Ao se tornar vegetariano, você não imagina que quase tudo que fazem nos restaurantes leva carne, incluindo um inocente molho ao sugo ou aos quatro queijos, que podem levar caldo de frango ou de carne.

Do ponto de vista nutricional, se você não cuidar da vitamina $B_{12}$, sua saúde não será plena. Há um composto no sangue chamado homocisteína, que pode se elevar na falta de vitamina $B_{12}$, $B_9$ (ácido fólico) e $B_6$. No caso dos vegetarianos, a carência de $B_{12}$ é a principal responsável por essa elevação. A solução do problema é simples: basta ingerir a vitamina $B_{12}$. Se os níveis de homocisteína permanecerem elevados durante anos, o risco de doenças cardiovasculares e mal de Alzheimer aumenta, pois o composto tem ação oxidante sobre os tecidos. No entanto, mesmo com níveis mais elevados de homocisteína, os vegetarianos são menos propensos às doenças cardiovasculares e ao mal de Alzheimer do que os onívoros. A explicação para isso está no fato de o melhor estado de defesa (antioxidante) do organismo vegetariano conseguir neutralizar melhor a homocisteína elevada.

E quem elimina os laticínios da alimentação precisa tomar cuidado com a ingestão de cálcio. É possível e fácil manter os níveis adequados de cálcio no organismo, mas, por falta de cuidado, alguns veganos tendem a ingerir menos do que o recomendado.

CAPÍTULO 7

# Como se tornar e ser vegetariano com segurança em 18 etapas

Interiormente, muitas pessoas são vegetarianas há anos, mas ainda não sabem. Algumas descobrem que não precisam consumir carne, e isso as liberta de comer algo de que nunca gostaram. Outras se sentiriam melhor se parassem de comer carne, mas o meio social as constrange a não parar. Seja qual for seu motivo, vamos falar sobre como dar esse passo definitivamente, sem medo.

Do inconsciente coletivo vem a ideia de que é delicado tornar-se vegetariano, mas acredite: muitas pessoas melhoram bastante a alimentação ao se tornar vegetarianas. Conforme descrevi no capítulo "Definições, conceitos e razões", as populações vegetarianas com dieta não planejada têm menos risco de doenças em comparação às de alimentação onívora não planejada. De qualquer forma, vamos discutir passo a passo seus hábitos atuais e o que é preciso fazer para adotar uma dieta vegetariana com toda a segurança.

# Hábitos e alimentação adequados para onívoros e vegetarianos

A primeira regra é simples! Não é só a alimentação que influencia a saúde. Há outros fatores que, negligenciados, causam muito mais danos à saúde do que a má alimentação.

## 1. Cuide de seu sono

Nenhum organismo permanece saudável sem descansar suficientemente. Não basta dormir; é preciso que o sono seja adequado em termos de quantidade e qualidade. Acordar cansado pode ser sinal de desrespeito às horas necessárias de descanso, de sono não reparador e até mesmo de deficiência de ferro, entre outras possibilidades. Apresentar dificuldade para adormecer, acordar no meio da noite – ou poucas horas antes do despertador – sem motivo aparente e ter dificuldade para adormecer de novo pode ser um sinal de distúrbios emocionais.

## 2. Pratique uma atividade física regular

Um trabalho corporal adequado nos deixa mais dispostos e preparados para o dia a dia e tende a promover um sono melhor. Inúmeros trabalhos científicos demonstram os benefícios para a saúde de exercícios praticados corretamente. É aconselhável passar por uma avaliação médica antes de iniciar qualquer atividade física, pois há momentos em que ela deve ser enfatizada e outros em que deve ser evitada, e isso nem sempre é visível para o leigo. Diferentes problemas de saúde pedem diferentes tipos de atividade física. Um educador físico pode elaborar um programa em conjunto com o médico em caso de necessidades específicas. Cuidado com o excesso! Atividade física excessiva causa lesões e reduz a atividade do sistema imunológico. O tempo e a intensidade dos exercícios precisam ser supervisionados por um preparador físico, pois há critérios bastante claros para detectar o momento de intensificá-los. Dor muscular no dia seguinte é um sinal de lesão das fibras musculares, importante para a hipertrofia do músculo; porém, a dor não pode ser excessiva.

## 3. Cuide da cabeça

A saúde vai além do corpo físico, devendo integrar os aspectos intelectual, emocional e mental do indivíduo. Conhecer as razões que o fazem reagir aos acontecimentos e as que o levam a padrões de comportamento às vezes repetitivos podem ajudá-lo a se libertar interiormente. Não tenha receio de procurar o auxílio de profissionais qualificados quando a ajuda ao seu redor não for suficiente. Psicólogos e psiquiatras não atendem apenas os doidos! Ponha os preconceitos de lado. Todos têm habilidades e coisas boas para oferecer ao mundo, mas também muitas inquietudes. Você não foi e não será o único a passar por momentos difíceis.

O estado emocional tem ligação direta com o corpo físico, atuando nele por meio de hormônios e outros estímulos. O controle do estresse está vinculado a essa questão. A atividade física pode influenciar bastante o estado emocional, assim como algumas deficiências nutricionais.

## 4. Não fuja do médico

É bom fazer avaliações periódicas. Algumas pessoas pensam que o médico sempre acha uma doença, para as quais prescreve remédios, mas isso não é verdade. Há problemas silenciosos, como o colesterol alto, que se manifestam apenas décadas depois, em situações que podem levar à morte. A prevenção é a melhor forma de envelhecer bem. Todos nós vamos morrer, mas, se pudermos passar pela vida com um corpo mais saudável e com energia, realizaremos, aprenderemos e viveremos muito mais e melhor.

Na avaliação médica, o profissional deve observar o que poderá causar problemas ao paciente no futuro e auxiliá-lo a resolver os problemas do momento com o mínimo de medicação. Cada situação requer uma abordagem. Às vezes, a alimentação é mais importante; às vezes, a atividade física ou a medicação são muito necessárias.

Atendo muitos vegetarianos que procuram tratamentos mais naturais, apesar de que isso não é uma regra. Não se iluda com a ideia de que o corpo resolve tudo, pois muitas vezes a ajuda externa é necessária, por mais naturalista que seja o tratamento.

Sugiro veementemente que você faça uma avaliação médica e nutricional para detectar deficiências antes de se tornar vegetariano. Como o terrorismo vai se instalar ao seu redor quando parar de comer carne, você vai acabar por fazer esse check-up algum tempo depois, e as deficiências nutricionais preexistentes serão colocadas na conta da falta da carne. Um médico experiente saberá desde quando essas deficiências estão instaladas no seu organismo. *Pessoas que comem carne também têm deficiências nutricionais.*

## 5. Mantenha o peso e a circunferência abdominal adequados

Pesar acima da faixa adequada para a altura favorece o surgimento de diversas doenças. Não importa se a dieta é natural. O sobrepeso é um problema. O tecido gorduroso não é apenas um tecido de depósito, como se pensava antigamente. Hoje sabemos que é um órgão endócrino, ou seja, produz diversos hormônios que favorecem o surgimento de diabetes, pressão alta, inflamação e doenças cardiovasculares. E quanto mais gordura abdominal (a barriguinha), pior!

Apesar da importância da alimentação adequada e da atividade física na manutenção do peso, a predisposição genética ao sobrepeso é marcante em alguns indivíduos. Há pessoas com elevado teor de gordura corporal que demoram duas semanas para emagrecer 1 quilo (com muito esforço); se comem um docinho no fim de semana, engordam 1 quilo. Há pessoas com pouca gordura corporal que demoram duas semanas para engordar 1 quilo (com muito esforço), mas perdem 1 quilo se ficarem sem uma refeição. E há os que conseguem engordar e emagrecer com a mesma facilidade.

Ao fazer a avaliação corporal dos meus pacientes, costumo explicar a questão com uma frase bíblica: "A quem muito tem muito lhe será dado. A quem pouco tem o pouco lhe será retirado". Tome cuidado se você é dos que muito têm, pois comer no mesmo ritmo dos que pouco têm não é um bom negócio para você! Cada pessoa deve ter uma estratégia diferente para ganhar, perder ou manter o peso. Uma avaliação médica e nutricional é fundamental para esse planejamento.

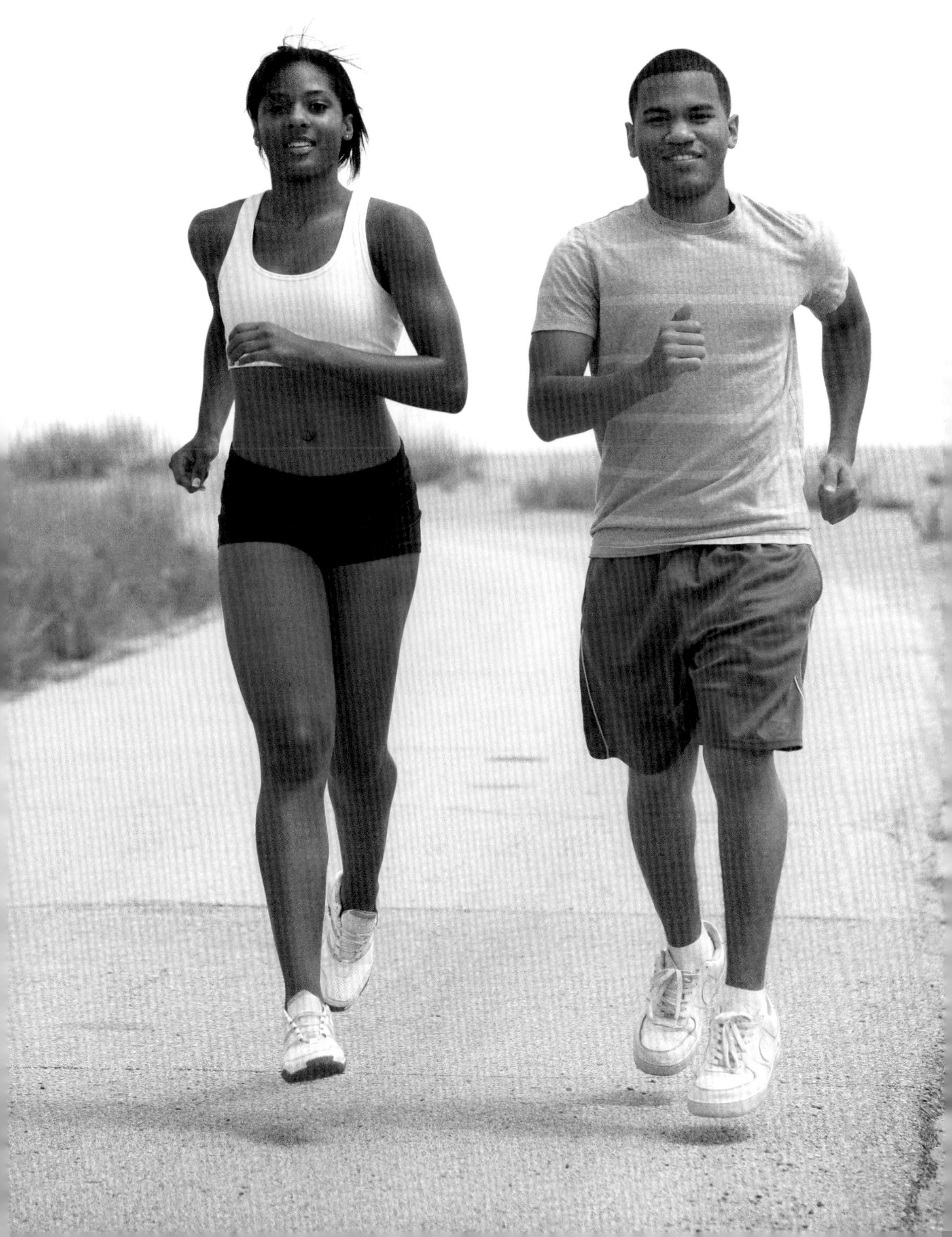

Nunca deixe de se olhar no espelho! Não se trata apenas de vaidade, apesar de um pouco de vaidade ser saudável, mas de verificar como anda seu corpo. Após os 30 anos de idade, muitas pessoas já sentem que o peso aumenta mais rapidamente. Na menopausa, a mudança tende a ser mais agressiva, mas controlável.

## 6. Cigarro? Nem pensar! Bebida alcoólica? Depende.

Não há nem mesmo uma quantidade mínima de cigarro considerada inofensiva. Se você não consegue se livrar do vício sozinho, não pense duas vezes antes de procurar ajuda. Há métodos mais naturais, como usar a própria força de vontade ou a acupuntura. Há também medicamentos para esse fim.

Quanto ao álcool, seu uso pode ser totalmente contraindicado quando há alguns problemas de saúde, ou liberado em pequena quantidade quando há outros. Se o álcool for uma fonte de prazer para você, consulte um médico. Quem toma vinho pensando nos benefícios para a saúde cardiovascular pode utilizar também o açaí, que tem cerca de 30 vezes mais dos compostos protetores do vinho na mesma quantidade ingerida.

## 7. Cuide da vitamina D

O sol é fundamental para a formação da vitamina D, mas péssimo para a pele. Os estudos científicos demonstram com clareza a relação entre a exposição cumulativa ao sol e o risco de desenvolver câncer de pele e envelhecimento precoce. Atualmente muitos dermatologistas recomendam exposição zero ao sol. Mas, como ninguém consegue se esconder dele o tempo todo, o protetor solar ganha importância.

Nenhum creme antirrugas é tão eficaz quanto o hábito de não se expor ao sol. Se você conviver com alguém de mais idade que tenha trabalhado no meio rural (na roça), peça para ver a marca da camisa nas costas, próximo ao pescoço. Você vai verificar com nitidez como está a pele da nuca (que tomou sol) e a pele das costas (que não tomou sol).

A deficiência de vitamina D está aumentando no mundo todo. É uma das que mais diagnostico em consultório, especialmente em pacientes que moram em grandes cidades. O contato casual com o sol ou a exposição indireta não são suficientes para mantê-la em bons níveis no organismo. Frequentemente o suplemento é a única opção segura.

## 8. Reveja sua alimentação

Há produtos que não devem ser utilizados para quem quer aproveitar o máximo dos alimentos para ter uma boa saúde. Isso não quer dizer que nunca devam ser utilizados, mas procure deixá-los para ocasiões festivas (desde que você não seja muito festeiro). Há pessoas que, depois de modificar os hábitos alimentares, desenvolvem ojeriza pelos alimentos que utilizavam anteriormente.

No dia a dia, observo uma regra: para ser definitivamente incorporada, a mudança de hábito precisa ser mantida por pelo menos três meses. Mudar aos poucos ou do dia para a noite depende de alguns fatores práticos e emocionais. Os que são mais "militares" tendem a fazer modificações mais rápidas e definitivas. Muitos inclusive passam por períodos de "vontade de comer o que comiam", mas persistem com a certeza de que o desejo vai passar. Alguns visualizam o sacrifício do animal e por isso não conseguem mais comer o alimento. Do ponto de vista fisiológico, o melhor é a mudança gradativa, para que haja tempo de adaptar o organismo e a rotina, mas quem determina a velocidade é você.

Vamos então tornar a alimentação com carne mais saudável:

*Carne*

Reduza o consumo de carne a no máximo 100 gramas por dia, de preferência cozida. É essa a quantidade que o Ministério da Saúde recomenda para uma dieta onívora saudável. Mais do que isso é exagero. Retire os embutidos (mortadela, salsicha, presunto, salame, etc.) do cardápio, pois esses subprodutos da carne são os mais nocivos para a saúde: o consumo de 25 gramas por dia aumenta em 49 por cento o risco de câncer de intestino grosso. Fuja do churrasco. O aquecimento da carne nessas condições induz à formação de diversos compostos indutores de câncer, como N-nitroso e aminas mutagênicas.

Talvez você prefira trocar a carne vermelha pela branca. É uma opção. O mais importante é escolher um corte pobre em gordura, não ultrapassar 100 gramas por dia e consumi-lo cozido. Veja bem: cozido é diferente de grelhado.

*Cereais*

Troque o cereal refinado pelo integral, ou seja, reduza (se possível elimine) o consumo de arroz branco, pão de fôrma branco, pão francês e macarrão branco pelas versões integrais. O grão integral (de arroz, milho, centeio, quinoa...) é a melhor opção. Dê preferência ao grão. Inúmeros estudos mostram os malefícios dos cereais refinados, que estão associados ao aumento do risco de câncer, doenças cardiovasculares e diabetes, entre outras. Mas tome cuidado com os pães integrais, pois a maioria dos produtos comercializados contém apenas cerca de 10 por cento de farinha integral, embora já haja pães industrializados com farinha 100 por cento integral.

*Frutas e verduras*

Coma no mínimo três frutas por dia. Não precisa ser três melancias ou três jacas. Bastam uma banana, uma maçã e uma manga, por exemplo. Pelo menos nas duas principais refeições, utilize bastante folhas e legumes. O consumo de frutas e verduras deve perfazer pelo menos 400 gramas por dia.

*Sal*

Troque o sal refinado pelo natural, também conhecido como sal marinho integral. O sabor é praticamente o mesmo. Atenção apenas ao preparo das refeições, pois ele demora um pouco mais para se dissolver depois de colocado no alimento. O sal marinho pode ser encontrado na seção de produtos naturais dos supermercados ou em casas especializadas. Ele contém traços de diversos outros nutrientes e é iodado. Há uma grande diferença entre o cheiro do sal marinho e o do refinado. Uma colher de sopa rasa por dia é o máximo que devemos utilizar. Mais que isso é excesso.

*Adoçantes*

Se você precisa adoçar os alimentos, troque o açúcar refinado por opções menos pobres. Comece a utilizar o açúcar cristal, depois o demerara, o mascavo e o melado de cana. Evite os adoçantes artificiais. Lembre-se de que numa alimentação adequada para um corpo saudável não há necessidade de adoçar os alimentos. Há diversas composições naturalmente doces.

*Óleos*

Cuidado com o óleo que utiliza. O aquecimento de óleos não é um processo saudável, e mais importante do que a quantidade é o tipo de óleo utilizado. A gordura de origem animal, a gordura aquecida e aquela submetida a processos industriais – salgadinhos, sorvetes, bolachas e biscoitos – podem ser bastante nocivas à saúde. Fuja de todos os alimentos que contiverem gordura trans ou hidrogenada no rótulo. Utilize os óleos prensados a frio sobre o alimento pronto, de preferência os óleos de oliva, de linhaça e de soja. Para refogar alimentos, utilize o mínimo possível de óleo. O de linhaça não deve ser aquecido.

*Produtos industrializados*

Alimentos industrializados devem ser consumidos com cuidado. A regra é simples: quanto menos coisas escritas no rótulo, mais saudável tende a ser o alimento, a menos que os ingredientes sejam açúcar refinado, óleo, gordura vegetal hidrogenada. Em geral, o melhor é comprar verduras, legumes, batatas, frutas, cereais integrais, leguminosas (feijões) e condimentos *in natura*. Nesses alimentos está o exemplo clássico da regra mencionada acima.

Os produtos industrializados contêm inúmeros compostos químicos, cuja ação no organismo após décadas de uso não sabemos mensurar. Na investigação médica de um câncer, por exemplo, não se pergunta ao paciente, por exemplo, quantos miligramas do corante X ele utilizou ao longo da vida. A segurança desses compostos é testada em animais, e não em seres humanos. Portanto, evite corantes, estabilizantes, aromatizantes e edulcorantes.

*Bebidas*

A quantidade de líquidos a ser ingerida por dia é variável. Um cálculo simples recomenda 30 mililitros por quilograma de peso. Assim, uma pessoa com 70 quilos deveria ingerir 2.100 mililitros por dia, o que inclui a água dos alimentos. No entanto, esse cálculo não deve ser seguido à risca, pois diversos fatores influenciam a hidratação, como a quantidade de sal ingerida, a temperatura do

A melhor forma de avaliar o nível de hidratação é pela cor da urina, que deve permanecer sempre clara. Ela fica escura quando está faltando água no organismo.

# Passos para se tornar vegetariano com consciência

Para ser um onívoro com boa alimentação é preciso seguir todas recomendações do item 8. Se você já o faz, parabéns! Você é um onívoro consciente e exemplar. No entanto, se você não tem os hábitos que descrevi anteriormente, não precisa esperar para dar os próximos passos. A modificação dos hábitos e dos alimentos pode ser gradual, e é isso o que faz a maioria dos vegetarianos preocupados com a saúde. Vamos em frente. Para você não se esquecer de nada, seguirei a numeração.

## 10. Avalie se já é hora de parar com a carne

Se sua vontade já é suficiente para eliminar a carne da dieta, fortaleça suas razões lendo e se informando sobre o assunto. No capítulo "Onde pesquisar sobre vegetarianismo" há dicas de sites que podem ajudar. Se você vai começar nesta etapa, não se esqueça de começar a aprender a cozinhar com urgência!

## 11. Escolha o tipo de dieta vegetariana que vai seguir

A dieta ovolactovegetariana é a mais fácil de ser seguida fora de casa, mas, para escolhê-la, é importante que sua consciência não fique perturbada por ingerir os derivados animais. Começar já com uma dieta vegetariana estrita é possível, mas vai exigir mais de você.

## 12. Garanta a alimentação diária

A família e os amigos virão em etapas posteriores.

*Procure restaurantes vegetarianos*

Se você costuma comer fora de casa, é importante fazer um mapeamento das opções. Alguns restaurantes por quilo podem ser uma boa escolha, desde que não coloquem carne no feijão ou caldo de carne em tudo. Veja a lista de restaurantes vegetarianos na *Revista dos vegetarianos*. Verifique se há algum perto de você.

*Providencie a refeição noturna*

Se você sabe cozinhar, ótimo! Muitas pessoas fazem o jantar em casa. Algumas pessoas me perguntam sobre o uso de alimentos congelados, e minha resposta é: "Antes um alimento congelado natural do que um alimento fresco artificial". Se sua rotina não permite uma alimentação fresca e saudável, os congelados são uma opção. Diversos estabelecimentos e pessoas produzem alimentos vegetarianos congelados. Verifique na sua cidade.

*Cuide dos seus lanches*

Cuide dos lanches entre as refeições. Se conseguir levar um sanduíche com pasta de *tofu* e frutas já está ótimo. Caso precise de alimentos não perecíveis, compre frutas secas, oleaginosas e barra de cereais. Em carro e mochila de vegetariano sempre deve haver algo para comer. Nas padarias você pode pedir uma vitamina de frutas e trocar o leite por suco de laranja (não é preciso adicionar açúcar). Se a vitamina contiver abacate, você ficará sem fome por mais tempo.

*Faça compras periodicamente*

Não deixe o armário da cozinha vazio. Há diversos alimentos estocáveis que podem ser comprados por preços muito acessíveis nos mercados municipais. As lojas de produtos naturais podem vender biscoitos e outros itens que podem ser consumidos de vez em quando – mas que sejam naturais e nutritivos!

*Saiba onde encontrar açaí*

Muitos veganos encontram a salvação de algumas refeições fora de casa no açaí. É um alimento saudável, especialmente se a quantidade de xarope utilizada for mínima ou nenhuma. Só tome cuidado com o teor calórico e com a higienização do produto.

## 13. Conheça os principais nutrientes para os vegetarianos

Dicas nutricionais são fundamentais nesta fase (sugiro que leia também meu livro *Alimentação sem carne*, no qual discorro detalhadamente sobre os principais nutrientes).

*Substitua a carne por feijão*

Não mergulhe nos ovos e nos laticínios, pois isso tende a piorar a dieta. Com medo da carência de proteína, muitos abusam de ovos e queijos. Esse medo é infundado. Lembre que o melhor substituto para a carne é o feijão. O consumo de ovos e em especial de laticínios em grande quantidade aumenta a ingestão de gordura de má qualidade.

Alguns vegetarianos substituem a carne pela soja, consumindo-a em grãos ou na forma de proteína texturizada. Porém, assim como substituir a carne por queijo não é uma escolha adequada, consumir soja no lugar da carne é desnecessário. Qualquer feijão tem um teor excelente de proteína – feijão-branco, feijão-preto, feijão-carioca, jalo, feijão-fradinho – assim como o grão-de-bico, a ervilha e a lentilha.

*Garanta a vitamina $B_{12}$*

Providencie um suplemento de $B_{12}$. A vitamina $B_{12}$ só é encontrada em ovos, carnes, queijo e leite. Mesmo consumindo derivados animais, a chance da $B_{12}$ ficar inadequada com o passar do tempo é enorme. Minha experiência em consultório mostra isso claramente. E o mesmo ocorre com os onívoros. Tome diariamente um suplemento de 5 microgramas ou um de 2.000 microgramas uma vez por semana. Apesar da deficiência de $B_{12}$ poder demorar anos para se manifestar, pois há estoque dela no organismo, você não sabe como estão seus níveis agora. Costumo prescrever doses bem maiores do que estas, mas, para saber a dose exata necessária, é importante uma avaliação médica.

Para garantir níveis adequados de vitamina $B_{12}$ deve-se tomar um suplemento diário de 5 microgramas ou um semanal de 2.000 microgramas.

*Confira suas fontes de cálcio (principalmente se eliminou os laticínios)*

A ingestão diária adequada de cálcio é de cerca de 1.000 miligramas por dia. A forma mais prática de obtê-la é com o leite de soja fortificado, pois com dois copos por dia já se conseguem mais de 500 miligramas. Procure comer *tofu* (experimente grelhá-lo num *grill*, sem óleo, e depois temperá-lo), couve, brócolis, mostarda, escarola, rúcula e agrião, pois essas são as melhores fontes vegetais de cálcio. As frutas oleaginosas (nozes, amêndoas, castanhas, etc.) contêm cálcio, mas são calóricas demais e por isso devem ser consumidas com moderação. Evite comer espinafre, acelga, cacau e beterraba (em especial as folhas) nas refeições ricas em cálcio.

*Cuide da absorção do ferro*

A dieta vegetariana não é pobre em ferro. Como o organismo absorve menos o ferro de origem vegetal, devemos sempre ingerir os alimentos ricos em ferro acompanhados de vitamina C (o maior promotor de sua absorção). As melhores fontes vegetais de ferro são os cereais integrais, as leguminosas (feijões), as frutas oleaginosas e algumas folhas verde-escuras. As melhores fontes de vitamina C são as frutas e as verduras cruas. O aquecimento reduz gradativamente o teor de vitamina C dos alimentos. Evite consumir chá (especialmente o preto), café e laticínios nas refeições mais ricas em ferro. Os estudos científicos demonstram que a prevalência de anemia por falta de ferro (ferropriva) é a mesma em vegetarianos e em não vegetarianos. Como medida prática, a ingestão de 25 gramas de polpa de acerola no almoço e no jantar é bastante útil para intensificar a absorção de ferro. Também se pode utilizar goiaba, laranja e limão e outras frutas, de preferência cítricas.

A deficiência de ferro é a desordem nutricional mais prevalente no mundo. Quem come carne em grande quantidade também tem carência de ferro, especialmente quando a perda do mineral é abundante (como na menstruação). A deficiência de ferro não é corrigida com alimentação, nem mesmo com carne. Falarei mais sobre isso em outro capítulo.

*Garanta a ingestão diária de ômega-3*

O ômega-3 é um tipo de óleo que não é produzido por nosso organismo. A melhor fonte vegetal do ômega 3 é a linhaça, que pode ser ingerida na forma de óleo ou de semente. O óleo de linhaça contém 53 gramas de ômega-3 por 100 mililitros, enquanto na mesma quantidade de óleo de salmão há 18 miligramas. De forma geral, basta uma colher de chá de óleo linhaça prensado a frio (deve ser consumido sem ser aquecido) ou duas colheres de sopa da semente por dia para garantir um bom aporte de ômega-3. Procure também utilizar os óleos de cozinha com melhor aporte nutricional de ômega-3, que são os de canola, soja e oliva.

*Fique de olho no zinco*

O zinco é um nutriente ao qual as pessoas devem prestar atenção ao passar a se alimentar sem carne. O zinco oriundo de fonte animal é mais bem absorvido por nosso organismo do que o zinco de origem vegetal. Os cereais integrais, as leguminosas (feijões) e as frutas oleaginosas são as fontes mais ricas. Alguns processos auxiliam a absorção de zinco, como a fermentação natural do pão e o processo de germinação dos cereais e das leguminosas. Deixar os grãos de molho na água da noite para o dia melhora, por si só, a absorção do zinco.

## 14. Aprenda a montar sua refeição

Não tenho a intenção de montar um cardápio, pois para isso é necessário conhecer cada organismo e desenvolver um programa individual para o melhor aproveitamento dos nutrientes. É para isso que existem médicos e nutricionistas: muitas situações podem ser bastante complexas e pedem alimentos e combinações específicas.

A primeira coisa a tirar da mente é a ideia de que existe o grupo dos carboidratos (cereais e batatas), o das proteínas (carnes, ovos e leguminosas), o das gorduras (óleos), o das vitaminas (frutas) e o dos minerais (verduras e legumes). Isso é mentira. A natureza não criou um único alimento que não tenha um pouco de tudo. O ser humano criou o açúcar refinado (composto unicamente de carboidratos) e o óleo (composto apenas de lipídios). Assim, todo alimento natural contém carboidrato, proteína, gordura, vitaminas e minerais. O que muda é a proporção contida em cada um.

Para elaborar uma refeição, é preciso conhecer os grupos alimentares. Há estudos com classificações diferentes. A que utilizo aqui permite combinar alimentos em qualquer tipo de dieta vegetariana. Aos poucos você deverá memorizar os integrantes de cada um dos cinco grupos:

**Grupo dos cereais:** arroz, trigo, milho, quinoa, cevada, centeio, etc.

**Grupo dos alimentos ricos em proteína:** leguminosas (feijões, grão-de-bico, ervilha, lentilha, *tofu*), frutas oleaginosas (nozes, amêndoas, avelã, castanhas, etc.), ovos (opcional), laticínios (opcional).

**Grupo das hortaliças:** verduras (couve, rúcula, agrião, brócolis, etc.), legumes (abobrinha, berinjela, cenoura, etc.) e vegetais amiláceos (batata, cará, mandioca, etc.). Priorize sempre o consumo das verduras.

**Grupo dos óleos:** azeite de oliva, óleo de soja, de linhaça, etc.
**Grupo das frutas:** abacate, maçã, melancia, banana, etc.

Procure montar o prato seguindo mais ou menos esta proporção:

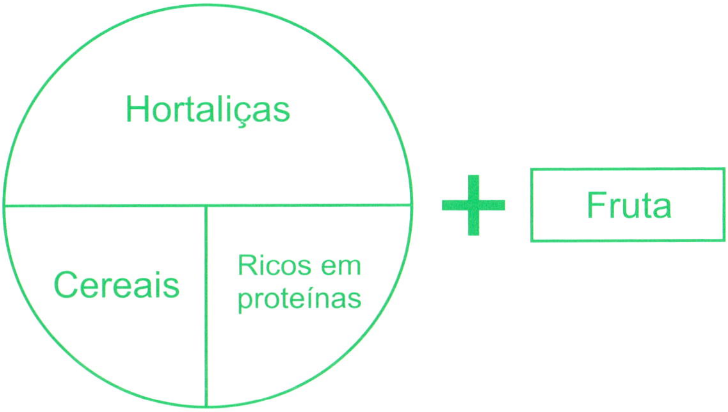


Exemplos de refeições:

**Almoço ou jantar:** arroz (cereais) + feijão (ricos em proteína) + alface, rúcula, couve, cenoura (hortaliças) + fruta. O óleo está no tempero ou no preparo do alimento.

**Lanche:** pão integral (cereais) + pasta de *tofu* ou *homus* (ricos em proteínas) + azeite (óleo) + suco de frutas com couve, hortelã e cenoura (frutas + hortaliças).

**Sopa:** ervilha em grão cozida (ricos em proteína) com abobrinha, abóbora, mandioquinha e couve (hortaliças) + macarrão para sopa ou torrada (cereais) + azeite (óleo). Uma fruta de sobremesa.

Na escolha dos alimentos, procure sempre enfatizar o que sugeri no item 13.

## 15. Suplementos? Calma aí!

Sem prescrição médica ou de nutricionista, não caia na tentação de tomar suplementos de proteínas ou de qualquer outro nutriente que não seja a vitamina $B_{12}$. É muito comum os vegetarianos que fazem atividade física serem induzidos, na academia, a se entupir de proteína. Nenhum estudo científico aponta carências maiores em vegetarianos do que em onívoros. Em consultório, faço a dosagem sanguínea de todos os pacientes e confirmo ser raríssimo encontrar deficiência de proteína, mesmo com dieta sem planejamento. De forma geral, para garantir o aporte proteico ideal, basta ingerir a quantidade de calorias necessária diariamente (verificar se o peso é adequado à sua altura é uma das maneiras de saber se a ingestão calórica está adequada). A base da dieta vegetariana deve ser composta por cereais e leguminosas (feijões), alimentos que têm boa quantidade de proteína e garantem o suprimento diário. As frutas oleaginosas também podem auxiliar.

## 16. Faça acompanhamento médico e nutricional

Não é porque você é vegetariano, mas porque é um ser humano. Se for menor de idade, peça aos seus pais para o levarem a um profissional. Portanto, faça agora o que sugiro no item 17.

Caso seu médico não seja especialista em vegetarianismo, entregue a ele, se tiver liberdade, a carta que escrevi no capítulo "Vou ao médico. E agora?". Se não tiver liberdade, pondere sobre a conveniência de continuar a se consultar com ele. A relação médico-paciente envolve confiança, simplicidade, atenção, prudência, compaixão, humildade e sabedoria. Você precisa sentir isso com o profissional que o acompanha, independentemente da especialidade dele.

A maioria das pessoas sempre tem muito a aprender na consulta com um bom profissional. Se puder, entregue também ao nutricionista o capítulo que escrevi para os profissionais de saúde, pois, caso ele não tenha experiência com dietas vegetarianas, poderá aprender um pouco mais. Os melhores cardápios que vejo em consultório são dos vegetarianos.

## 17. É hora de se preparar para a família

Parece um exagero agir dessa maneira, mas vejo todos os dias que a relação com os grupos é bem melhor quando os vegetarianos se preparam antes, pois as pessoas percebem que eles estão fazendo tudo com embasamento e acompanhamento. Então, agora é hora de conversar com a família e com os amigos, caso você sinta necessidade. Vá para essa conversa depois de ler todas as situações que descrevo no capítulo "Será o Benedito? De novo as mesmas perguntas e comentários!"

Caso nem sua família nem seus amigos sejam vegetarianos ou simpatizantes do vegetarianismo, sugiro que você não solte a frase "Virei vegetariano" no meio de um assunto qualquer, pois a primeira reação será uma risada irônica ou o comentário "Você está louco!" Depois de conseguir a atenção de todos, explique seus motivos, diga que já se preparou e que não come mais carne. Ressalte que a relação com eles não vai mudar, pois esse é um dos maiores medos da família e dos amigos.

## 18. Vivencie com plenitude a sua escolha

Aceite que a vida afaste ou aproxime as pessoas de você.

CAPÍTULO 8

# Será o Benedito? De novo as mesmas perguntas e comentários!

De todas as queixas que os vegetarianos trazem para o meu consultório, as que dizem respeito ao meio social são, sem dúvida alguma, as mais frequentes. As atitudes desconcertantes dos amigos e da família por vezes cansam os vegetarianos. Por um motivo ainda não muito bem compreendido, a presença de um vegetariano no ambiente causa certo desconforto em algumas pessoas que não o são. Algo nos vegetarianos talvez desperte a percepção de que existe certa crueldade no consumo de carne ou nas atitudes que temos com os animais. Outros têm a impressão de que os vegetarianos são pessoas com as quais não se pode confraternizar ou comemorar.

A adoção do vegetarianismo gera questões a serem discutidas com a família e os amigos. Há vegetarianos que levam as brincadeiras (que inevitavelmente ocorrem) com bom humor. Outros não têm tanta tolerância. Com o passar do tempo, ter de aguentar sempre as mesmas piadas e brincadeiras acaba cansando os vegetarianos. Talvez por essa razão o círculo de amizades se modifique.

Na nossa sociedade, ser vegetariano significa virar o centro das atenções sempre que sua condição é "descoberta". Se você acha que isso é um exagero, é porque ainda não virou vegetariano. Quem come carne não precisa justificar por que come carne, mas os vegetarianos invariavelmente têm de justificar o que comem e o que não comem. Talvez você tenha a sorte de conviver com pessoas que respeitem sua escolha e mantenham uma boa convivência. Mas não é isso que ocorre com muitos vegetarianos.

Por isso elaborei uma série de situações e questões pertinentes à dieta vegetariana que, com certeza absoluta, você experimentará ao deixar de comer carne. Em alguns casos, elaborei uma resposta educada e uma mal-educada (no estilo "respostas cretinas para perguntas idiotas"), pois às vezes os vegetarianos também perdem a paciência. Parte dessas questões e respostas não são de minha autoria, mas sim de amigos e conhecidos. Seria impossível fazer referência a todos eles, mas cito o amigo Rafael Jacobsen, que interpreta um quadro hilário intitulado *As situações tragicômicas na vida do vegetariano*. Se você o encontrar em algum congresso vegetariano, recomendo que assista. Ele foi a inspiração para muitas das situações descritas aqui.

Assim, se você está se tornando vegetariano, achará engraçado saber que os comentários que começou a escutar são sempre os mesmos, não importa onde esteja. Se você não é vegetariano, sugiro ponderar os próprios comentários. Não há neles novidade ou argumentos para fazer com que um amigo ou um parente vegetarianos voltem a comer carne. A transformação pela qual eles passaram tem forte embasamento. Acredite: é isso o que os vegetarianos escutam o tempo todo:

## "Nossa! Você é vegetariano?!"

Essa é clássica! E tem três variantes: "Nossa! Então é por isso que você tem essa pele bonita! Por isso você é magro e elegante!" (Os que gostam do vegetarianismo.) "Nossa! Então é por isso que você está tão pálido! É por isso que você está tão magro!" (Os que não gostam do vegetarianismo.) O dono da frase nem repara se você está bronzeado depois de um mês no Caribe sem protetor solar) ou se está acima do peso. "Nossa, mas você é vegetariano? Nem parece!" O "nem parece" mostra a imagem do vegetariano no inconsciente da pessoa: a de um alienígena.

## "Você é vegetariano! Temos frango e peixe para você. E frutos do mar também."

Essa é comum nos restaurantes, quando o garçom vai ver as opções que tem para você, vegetariano. Seja paciente. Os vegetarianos ainda são minoria, e o que eles comem não é claro para a maioria das pessoas. Receber a sugestão de um prato com frango, peixe ou presunto no lugar da carne é comum.

Resposta educada: "Frango, peixe e presunto são carnes também. Vegetarianos não consomem nenhum ser do reino animal. Isso significa que não entram no cardápio carne de boi, vaca, frango, peixe, porco, *escargot*, avestruz, gato, cachorro, etc. Os frutos do mar são do reino animal. A palavra 'fruto', nessa situação, não se refere à botânica, mas a algo oriundo do mar".

Resposta mal-educada: "E desde quando peixe e frango não são carne? Não são animais? Você fugiu das aulas de biologia no colégio? Eles fogem quando vivos! Você já viu alguma planta fugir? Os seus frutos do mar nascem em árvores?"

## "Você come carne de soja? Mas é carne!"

Algumas pessoas que já entenderam que os vegetarianos não comem nenhum tipo de carne ficam muito confusos quando a palavra "carne" está no nome de algum prato ou alimento vegetariano. A carne de soja vem da soja; essa é uma forma de descrever um jeito diferente de utilizá-la. A soja é um alimento do reino vegetal. Por essa razão, muitos vegetarianos se referem a ela como proteína texturizada de soja (PTS) ou proteína vegetal texturizada (PVT). Assim não há muita confusão, a não ser quando não sabem o que é PTS ou PVT. A propósito, como expliquei no capítulo anterior, a soja é desnecessária na dieta vegetariana.

## "Só tem um pouquinho."

Aqui temos duas possibilidades de significado. A primeira é "Só tem um pouquinho, e eu não conto para ninguém!" Essa os vegetarianos escutam quando vão à casa de algum parente que acha que parar de comer carne é tão difícil que, com certeza, eles devem comer um pouco escondido. Afinal, quem é que consegue ficar sem carne, não é? Como se fizesse um pacto de segredo, seu interlocutor sugere que coma só um pouco do prato, que por sinal leva só um pedacinho de carne. E ele não vai contar para ninguém!

Resposta educada: "Obrigado, mas para mim, pelos meus princípios, comer mesmo que só um pedaço de um animal é impossível. Vou me sentir mal. Obrigado".

Resposta mal-educada: "O que você acharia se eu colocasse só um pedacinho da pata do seu cachorro na minha sopa?"

O segundo significado possível é: "Só tem um pouquinho, pode comer!" Aí você explica que não é uma questão de pouco ou muito, pois a vida é tudo ou nada. Ou está vivo ou está morto! Não dá para comer um animal um pouco vivo.

## "Você não come carne? Nossa! O que você come então?"

Essa pergunta costuma ser feita quando os vegetarianos dizem que não comem carne vermelha nem branca, nem presunto, salsicha, linguiça, etc. O pior é quando, ainda por cima, não comem ovos, queijo e leite. Nesse caso, para quem não conhece o vegetarianismo, parece que não sobra nada para comer.

Nossa sociedade tem o hábito quase doentio de colocar produtos de origem animal em quase tudo o que come. Por isso é natural que muita gente não tenha noção de como preparar um simples prato sem derivados animais. No site www.alimentacaosemcarne.com.br você pode observar um pôster com cerca de 350 alimentos que mostra algumas possibilidades de combinação de alimentos para montar pratos sem nenhum componente animal e nem alimento processado.

## "Eu tirei o bacon e a linguiça do seu feijão. Pode comer."

Hum...Nessa hora você poderá ser tachado de radical. Você vai à casa de um familiar e este, ao saber de sua opção pelo vegetarianismo, inocentemente apenas tira o pedaço de *bacon* e a linguiça que ficaram horas cozinhando no feijão. Para um vegetariano, o cozimento de qualquer alimento com algum tipo de carne torna esse alimento inutilizável. A gordura e diversos compostos da carne já estão misturados ao alimento. Retirar a carne não o transformará em um prato vegetariano. E não adianta insistir.

Alguns vegetarianos até aceitam afastar um componente animal, como o pedaço de presunto que estava ao lado da batata ou o bife que estava ao lado do arroz. No entanto, pedir a um vegetariano que coma um alimento que foi cozido com um componente animal é pedir demais. Eis aí algo que ele não se dispõe a fazer em nome da etiqueta social. Não insista! Pode dar briga, em especial quando o vegetariano não aguenta mais falar sobre o assunto e explicar seus propósitos: "Eu não como cadáver ensopado!", "Eu não como nada que tenha sido cozido com um bicho morto junto".

## "Coma só um pouquinho! Está muito gostoso!"

A questão não é se está gostoso ou não. A questão é não participar de toda a cadeia destrutiva que está por trás do consumo da carne. Muitos vegetarianos param de comer carne ainda gostando do seu sabor. A questão é ética, filosófica e comportamental, e não necessariamente de paladar.

## "Você não sabe o que está perdendo. Não sabe aproveitar as boas coisas da vida."

Se a questão é paladar, há diversas preparações com carne totalmente sem gosto. Se é uma questão de consciência, os vegetarianos sabem muito bem o que os animais e o mundo estão perdendo.

## "Comida vegetariana tem gosto do quê?"

Essa é triste! Comida com carne tem gosto de quê? Ora, depende do que se faz, de como se tempera.

## "Você não pode comer nem um pedacinho de carne?"

A adoção de uma dieta vegetariana é espontânea, voluntária. Assim, tudo é permitido, tudo pode! Os vegetarianos não comem carne porque perceberam que essa atitude é incoerente com seus princípios. Ou seja, posso, mas não quero!

## "Você diz que não toma leite, mas usa leite de soja."

Os vegetarianos que não tomam leite de vaca o fazem por não querer explorar o animal, por não gostar de leite ou simplesmente por perceber que não se sentem bem fisicamente com ele. O leite de soja é apenas soja em forma líquida. Não há exploração animal. É um alimento vegetariano. A soja é um alimento versátil, e por isso muitas empresas e culinaristas a utilizam como matéria-prima para a produção de alimentos.

## "Bebês veganos não são amamentados?"

Os bebês veganos tomam leite materno, como é preconizado para crianças. Para alguns vegetarianos, o problema é o leite de vaca ser um derivado animal. Toda criança vegetariana deve ser amamentada no peito. Na impossibilidade do aleitamento materno e diante da recusa de oferecer derivados animais para o bebê, é possível recorrer a formulações específicas, que já chegaram ao Brasil. Jamais substitua o leite materno ou fórmulas específicas por misturas de farinhas de cereais ou sucos, pois isso leva à desnutrição. As mães veganas têm fórmulas específicas para dar ao seu bebê quando não podem amamentar.

## "Nossos ancestrais comiam carne. Por que parar de comê-la?"

Resposta educada: "Comiam mesmo. Os hominídeos dos quais descendemos eram onívoros. Mas nós vivemos numa sociedade em que há inúmeras opções ao consumo de carne. Além disso, o planeta não comporta mais a poluição e a devastação decorrentes da pecuária. O coração de muitos vegetarianos não suporta se alimentar de algo proveniente da dor e do sofrimento animal. Hoje temos a opção de não utilizar nenhum produto animal na alimentação e manter uma vida saudável. Aliás, diversos estudos científicos mostram que os vegetarianos gozam de melhor saúde do que os onívoros. Essa é a prova cabal de que a dieta vegetariana pode ser seguida com segurança".

Resposta mal-educada: "Sim! E também moravam em cavernas, conversavam por grunhidos e evacuavam no mato".

## "Você não come animais, mas mata plantinhas! Não há diferença! Você não tem dó das plantas?"

Quem insiste que a retirada da vida de um animal é idêntica à de um vegetal não entendeu o princípio que leva uma pessoa a adotar o vegetarianismo. Ou está debochando.

Resposta educada: "Os animais possuem sistema nervoso. Eles sentem dor, têm medo e sofrem. As plantas não possuem terminações nervosas e não sentem dor, pelo menos de uma forma detectável. A ingestão de vegetais é fundamental para nossa sobrevivência; a de animais, não. Assim, indo além da questão do respeito à vida e pensando na cadeia alimentar, comer plantas é inevitável, mas comer animais não. Do ponto de vista espiritual, para quem tem esse olhar, a ingestão de vegetais não afeta o propósito de evolução das plantas, enquanto comer animais alimenta toda uma cadeia de dor e sofrimento e gera diversas consequências".

Resposta mal-educada (do meu amigo Luís Maccarini): "Faça o seguinte: pegue uma faca e vá até um sítio. Picote um pé de alface e depois picote um porco vivo. Depois volte aqui e me conte qual é a diferença".

## "Que besteira! Os animais não sentem como os seres humanos! Pode comer!"

Quem nunca teve um bicho de estimação ou olhou nos olhos de um animal qualquer tende a pensar assim. Afinal, quando solicitadas a desenhar um frango, muitas crianças de cidade grande desenham um pacotinho de supermercado.

## "Os animais foram feitos para isso mesmo."

Se tivessem sido feitos para isso não fugiriam da dor nem ficariam estressados no momento do abate.

## "O leão come a zebra. Na natureza os animais comem uns aos outros."

Resposta educada: "A natureza funciona de forma diferente entre as espécies. No caso dos leões, comer outro animal é fundamental para a preservação de sua saúde e de sua espécie. Entre os seres humanos, isso não é válido".

Resposta mal educada: "Eu não sou leão nem um predador com garras. Tente matar uma vaca no corpo a corpo, sem arma alguma, para ver se você consegue".

Aliás, se tivéssemos que fazer isso para subsistir, a maioria seria vegetariana. Matar com as próprias mãos uma galinha causaria ojeriza em grande parte das pessoas que comem carne de frango.

## "Se não comermos as vacas, elas vão entrar em extinção." Ou: "Se não comermos as vacas, elas vão se proliferar e dominar o mundo".

Essa é triste! Algumas pessoas dizem que, graças à criação industrial de animais, as vacas não entram em extinção. Outras afirmam que, se não nos alimentarmos das vacas, elas vão procriar sem a presença do predador "natural" (o ser humano) e dominar o mundo. O ser humano é protetor das vacas ou apenas está evitando que elas dominem o mundo? Trata-se de uma incógnita até mesmo para o indivíduo que fez a pergunta.

A questão é simples: as vacas só existem neste planeta na quantidade atual porque os seres humanos providenciam sua manutenção com o objetivo de alimentar-se delas.

## "O que seria feito com os animais de corte se todo mundo se tornasse vegetariano?"

Essa situação é fictícia, pois sabemos que o mundo não se tornaria vegetariano da noite para o dia, exceto se alguma catástrofe nos obrigasse a isso. Segundo alguns biólogos, para reduzir o número de vacas e outros animais sem seu sacrifício, bastaria separar os machos das fêmeas e esperar que eles completassem seu tempo de vida.

## "Sua avó não vai se conformar com a ideia de que você não come carne."

Frequentemente observo esta situação: algum parente, geralmente a avó (que não tem doença de Alzheimer!), está sempre oferecendo carne ao neto vegetariano, ainda que o neto seja vegetariano há 20 anos e que todo fim de semana explique que não come carne. Tenha muita paciência nessa hora.

## "Venha almoçar com a gente. Tem salada para você."

Muita gente insiste em oferecer salada para os vegetarianos como prato principal. Esse hábito vem da ideia de que os vegetarianos comem e adoram saladas. Comecei o livro explicando que os vegetarianos simplesmente não comem carne, o que não tem nada a ver com comer muita ou pouca salada, mas há quem não saiba disso. Comer salada é saudável, mas ela é apenas parte da refeição, como acontece entre os onívoros. Ou seja, é preciso comer algo mais substancioso depois, como arroz com feijão, lasanha, panqueca, etc. Você pode responder: "Legal! E o que vai para mim depois, já que salada não sustenta?". Diga logo que vai levar um prato. Isso poderá salvar seu almoço.

## "Mas sua tia vai ficar ofendida se você não comer aquele prato maravilhoso (com carne) que você sempre comia."

Os vegetarianos não costumam passar por cima de convicções pessoais em nome da cortesia e da etiqueta. Não comer carne é um princípio, e pode soar muito grosseiro para os vegetarianos insistir para que eles o façam. Se você quiser agradar seu parente vegetariano, faça um prato simples – que não seja apenas uma bela salada de folhas – que ele possa comer tranquilamente. Se você não aceita que seu parente não coma carne, essa é uma ótima oportunidade para trabalhar seu lado intolerante e controlador. Preocupação é uma coisa, controle é outra. Verifique e faça a distinção.

## "Carne aqui? Imagina!"

A experiência mostra que em toda família sempre tem alguém que tenta sabotar a refeição do vegetariano introduzindo propositalmente no preparo do prato algum ingrediente que ele não come. Não

ca exceção é o aminoácido derivado taurina, mas ele é produzido por nosso organismo. Ou seja, não é preciso comer carne com medo de deficiência de nenhum nutriente.

## "Mas o ferro da carne não tem comparação com o dos vegetais! Só o ferro da carne é bom e bem absorvido!"

Mentira também! Em uma dieta com carne em quantidade considerada adequada (menos de 100 gramas por dia) a quantidade de ferro que a carne fornece é insuficiente. Para potencializar a absorção do ferro de origem vegetal, basta consumi-lo junto com boas fontes de vitamina C.

## "Cálcio bom, de fácil absorção, só do leite!"

Mentira! Trinta por cento do cálcio do leite de vaca, assim como o do tofu, são absorvidos pelo organismo. Já o cálcio da couve, por exemplo, é absorvido em 60 por cento. O cálcio dos leites de soja fortificados também apresenta absorção superior à do leite. No meu livro *Alimentação sem carne* há um capítulo inteiro sobre o cálcio.

## A última tentação de Cristo

O nome desta abordagem foi criado por meu amigo Rafael Jacobsen para ilustrar a situação típica em que muitas pessoas colocam os vegetarianos na tentativa de extrair a confissão de que, numa situação hipotética, ele comeria carne. O mais comum é a criação de uma historinha. E se você estivesse perdido numa ilha deserta sem nada para comer há dias e surgisse uma galinha na sua frente? Você comeria a galinha, não? Há pequenas variações, sempre com o mesmo propósito.

Alguns comeriam e outros não. O que importa? Situações hipotéticas são situações hipotéticas, e a resposta, seja ela qual for, não desabona em nada a opção atual pelo vegetarianismo.

## "Eu? Sem carne?"

Homens e mulheres têm reações diferentes. Quando um vegetariano se apresenta como tal, é comum as mulheres dizerem, apesar do rico filé no prato: "Eu nem gosto muito de carne", "Eu quase não como carne" ou "Eu viveria muito bem sem carne". Já os homens costumam se manifestar com as seguintes frases: "É, mas eu teria muita dificuldade de parar com meu churrasquinho", "Ficar sem carne não dá" ou "Não, não." Existe uma associação entre consumo de carne e virilidade. Mas, ao mesmo tempo, entre sua ausência e um corpo bonito de modelo.

## "Não comer carne eu até entendo, mas queijo, leite e ovos?"

A carne transmite com mais nitidez a imagem da morte do animal e do sofrimento ao qual é submetido, e isso facilita o entendimento das razões dos vegetarianos. O consumo de seus derivados nem sempre traz essa imagem tão clara.

Os que optam em retirar os derivados animais do cardápio o fazem por diversas razões. Por questões de saúde, podem ter como objetivo a redução da gordura saturada, do colesterol, de calorias, de proteínas e componentes mais alergênicos (especialmente os do leite e derivados), entre outras. Por motivos éticos ou filosóficos, pensam na exploração animal. A simples retirada do leite, do ovo e do mel pode configurar-se como violação do direito do animal ou até mesmo roubo. A criação industrial de animais para a extração de seus subprodutos – com confinamento e abate – é claramente exploratória e cruel. Na indústria leiteira, o bezerro macho é descartado (abatido). Na produção de ovos, os machos que nascem são triturados, pois só as fêmeas têm utilidade.

Para muitos vegetarianos, não utilizar os subprodutos animais significa romper com essa cadeia de exploração e sofrimento. Há indivíduos que adotam a visão mais naturalista ou filosófica, segundo a qual nenhum mamífero, exceto o ser humano, toma leite depois de adulto. Os vegetarianos também se preocupam com a devastação decorrente da criação de animais de corte. Leia mais sobre o assunto no primeiro capítulo deste livro.

O fato é que, quando uma pessoa simplesmente para de comer carne, ela já precisa dar milhares de explicações. Imagine então quando ela para de consumir os derivados animais.

## "Que frescura é essa agora?"

Tenha paciência! Para um vegetariano pode ser muito desconfortável saber que alguém cortou carne na mesma tábua que ele corta os vegetais, guardar a carne nos mesmos potes que ele guarda os alimentos ou mesmo ter carne dentro da geladeira. Para muitos vegetarianos, a carne está associada a toda uma cadeia de dor, sofrimento e destruição. Dependendo do vegetariano, a visão dos derivados animais também terá essa conotação. Assim, carne é um ser, e não um alimento, para os vegetarianos.

## "Por que você é vegetariano?"

Você não deve ter dificuldade para explicar as razões pelas quais se tornou vegetariano, mas, se quiser, mostre o primeiro capítulo deste livro sempre que ouvir essa pergunta. Coloquei este tópico aqui por causa da resposta que li em um texto da internet: "Inicialmente, tornei-me vegetariano pelos animais, pois não aceitava ser conivente com sua dor e sua exploração. Depois de um tempo, o que me atraía no vegetarianismo passou a ser a ideia da sua relação benéfica com o meio ambiente. Depois de mais um tempo era a saúde que me ligava ao vegetarianismo. Hoje, sou vegetariano só para incomodar as pessoas".

## "Eu preparei este prato, mas você não come mais, não é? Que pena!"

Pode acontecer também que, no momento em que você se torne vegetariano, a família resolva fazer todos os pratos (com carne) de que você mais gostava na tentativa de demovê-lo da ideia de seguir uma nova proposta de vida. Fique tranquilo, pois, depois que percebem que você consegue resistir, isso passa. Se você não resistir, eles vão continuar.

## "Carne faz mal mesmo?"

É indiscutível que o hábito de comer carne faz mal ao animal que foi morto e ao meio ambiente. Além disso, seu consumo está associado a diversos problemas de saúde (leia o capítulo "Definições, conceitos e razões"). A carne cozida (em água), em quantidades de até 100 gramas, oferece menos riscos de doenças.

## "Que radical!"

Quando uma pessoa vive de acordo com seus princípios, ela é chamada de coerente. Mas, quando um vegetariano vive de acordo com seus princípios, é chamado de radical. Sugiro muito critério nessa hora, pois o discernimento é o limiar da discriminação entre a coerência e o radicalismo. Alguns precisam passar por diversas experiências para amadurecer e atingir o ponto de equilíbrio. Toda experiência é válida, mas sempre com o cuidado de não incorporar atitudes e hábitos que possam ser nocivos a você e aos outros.

Se um vegetariano para de comer derivados animais, ocorre um furdunço na família. Mas é muito mais assustador ver um adolescente se enchendo de refrigerante, batata frita, alimentos refinados e com corantes (como balas) na frente de um videogame do que um vegetariano procurando seguir seus princípios (desde que com informações), muito embora a sociedade pense o contrário.

## "Olha que a soja deixa o homem feminino, viu?"

Esses são os ecoterroristas. Criei esse nome para designar as pessoas que mandam uma série de e-mails sobre os efeitos letais de alguns alimentos de origem vegetal. A pretexto de transmitir informação científica, circulam na internet artigos com os mais absurdos comentários.

Você vai ler, por exemplo, que, por causa de seus hormônios naturais, a soja deixa o homem afeminado. Ou que a canola intoxica e o glúten entope o intestino. Há pessoas que não devem comer esses alimentos, assim como outros, em situações específicas, mas tenha cuidado com as informações que circulam. Nem sempre os autores desses textos são médicos ou nutricionistas.

## Perceba que o vegetariano provavelmente já ouviu isto...

Se você não quer criar situações desagradáveis com um vegetariano, evite falar sobre o assunto de forma a ridicularizá-lo ou perturbá-lo. Piadinhas e comentários desnecessários uma vez ou outra ainda dá para tolerar. O problema é quando isso é uma constante. Há muitos momentos em que o último assunto que os vegetarianos desejam debater é o vegetarianismo.

CAPÍTULO 9

# Então quer dizer que não é bem assim?

A dieta vegetariana é cercada por diversos mitos oriundos de conceitos existentes no imaginário dos vegetarianos e dos não vegetarianos.

Antigamente, alguns profissionais, talvez com a intenção de convencer as pessoas a se tornarem vegetarianas, difundiam conceitos errôneos, atribuindo ao vegetarianismo poderes e mecanismos fisiológicos que não são possíveis. Já os profissionais contrários ao vegetarianismo, por falta de estudo, difundiam outros tantos absurdos.

Defender um ponto de vista é saudável, desde que a verdade prevaleça. Sem imparcialidade não pode haver um julgamento correto. Vamos discorrer sobre alguns desses mitos.

## Adrenalina

Existe uma teoria segundo a qual a adrenalina, um hormônio produzido pelo animal e liberado no momento do abate, pode alterar o funcionamento do organismo humano se a carne desse animal for ingerida, tornando as pessoas agressivas e agitadas, mas essa teoria é irreal.

É fato que a adrenalina é produzida pelo animal sempre que ele está em situação de estresse, de alerta ou de medo, como ocorre às vésperas e no momento do abate. No entanto, a adrenalina se degrada muito rapidamente, mesmo após a morte do animal. Ainda que ingeríssemos a adrenalina do animal ao comer sua carne, isso não nos afetaria em nada, pois a adrenalina absorvida por via oral não funciona em nosso corpo, já que ela é inativada no intestino delgado. Se um pouco fosse assimilada aí, ela terminaria de ser inativada no fígado e, portanto, não causaria nenhuma alteração comportamental. Em medicina, a adrenalina nunca é administrada por via oral, mas diretamente na veia, sob a pele e, algumas vezes, pelas vias respiratórias. Apenas dessa maneira ela apresenta efeitos em nosso organismo.

No entanto, o caso da adrenalina não pode ser transposto para todos os hormônios. A ingestão da glândula tireoide de um animal, por exemplo, pode causar sérios problemas, pois seu hormônio pode se manter ativo em nosso corpo.

## A alimentação vegetariana influencia o humor, tornando seus adeptos menos agressivos

Não há confirmação científica de que apenas o consumo de carne aumenta a agressividade do indivíduo. Em parte essa ideia é decorrente da questão da adrenalina, como expliquei acima.

Entre as pessoas que modificaram a alimentação por razões éticas ou filosóficas, o foco da atenção e a postura diante da vida costumam ser diferentes dos do onívoro. A conscientização em relação à morte e à agressividade ajuda a redirecionar ou dissipar a agressividade. Mas é importante ressaltar que alguns vegetarianos, inconformados com a barbárie cometida contra os animais, se tornam bastante agressivos.

Podemos também enxergar a questão por um ângulo espiritualista, segundo o qual a energia sutil é transferida ao alimento ingerido. Desse ponto de vista, a dor e o sofrimento do animal abatido são incorporados ao indivíduo que se alimenta da sua carne, tornando possíveis todos os distúrbios emocionais. A ciência médica não dispõe de ferramentas para fazer essa avaliação.

## Vegetarianos têm ortorexia

Esse termo eventualmente é utilizado em revistas ou reportagens em associação com o vegetarianismo. A ortorexia é uma alteração do hábito alimentar ainda não reconhecida como doença, embora seja comentada por alguns autores desde o final do século passado. "*Ortho*" significa "correto" e "*orexis*", "apetite". A ortorexia pode ser considerada uma alteração do hábito alimentar em que a pessoa mostra "obsessão" pelo consumo de alimentos saudáveis, como um "culto" a eles. Essa obsessão decorreria do desejo de melhorar a saúde, tratar doenças ou perder peso.

O que dizer sobre isso? Até que ponto seria um distúrbio? É possível que essa alteração possa ser tão intensa a ponto de trazer distúrbios e ser classificada como doença, mas os critérios de avaliação devem ser muito claros, e não superficiais, a ponto de associá-la aos vegetarianos.

A ortorexia ainda não é considerada doença, principalmente porque em todo o mundo os hábitos da população deixam muito a desejar no quesito saúde, e nem sempre é simples avaliar distúrbios mentais. Quem tem um mínimo de conhecimento sobre boa alimentação e saúde percebe a atrocidade que são os alimentos vendidos diariamente à população. Os alimentos refinados, excessivamente salgados, ricos em gordura saturada, dentre outras variedades reconhecidamente nocivas, são a realidade da alimentação de grande parte das pessoas. E o consumo desses alimentos ainda não foi classificado como distúrbio alimentar. Com base no padrão da ortorexia, talvez pudéssemos estabelecer novos parâmetros de distúrbios alimentares:

*Junkoréxico:* proveniente de "*junk*" ("lixo", "sucata") e "*orexis*" ("apetite"). A pessoa junkoréxica tem verdadeira adoração por *fast-food* e por alimentos refinados, processados e gordurosos. Os portadores desse distúrbio não se incomodam em utilizar alimentos que façam mal à saúde ou não conseguem resistir à tentação de utilizá-los, mesmo quando sabem que não deveriam. Nesse distúrbio, é comum a pessoa fazer a si mesma "promessas" periódicas de que não comerá mais esses alimentos, mas, após algum tempo (geralmente curto), voltar a comê-los.

*Crueloréxico:* proveniente de "cruel" e "*orexis*" ("apetite"). Crueloréxica é a pessoa que se alimenta de produtos derivados da crueldade cometida contra seres sencientes. O crueloréxico pode ser classificado em três subtipos:

a. *Crueloréxico consciente*: é o indivíduo que mantém o hábito de comer animais mesmo depois de saber que esses seres sofrem para servir de alimento ao ser humano. Pode ou não haver arrependimento logo após a prática alimentar.

b. *Crueloréxico pseudoinconsciente:* é o que mantém o hábito de comer animais e se recusa a ouvir ou a assistir a cenas que mostrem o que está por trás de sua alimentação.

c. *Crueloréxico inconsciente:* é aquele que se alimenta de animais sem ter a menor noção de que está comendo seres sencientes e, assim, mantém uma cadeia contínua de imposição de dor e sofrimento aos animais.

Se estabelecêssemos esses novos critérios de distúrbios alimentares, quase toda a população mundial poderia receber um rótulo. O que está sendo avaliado são valores, pontos de vista e a consciência de cada um. A preocupação com os distúrbios surge quando a atitude gerada pelo comportamento ou pela ideia traz consequências negativas para a pessoa e para a sociedade. Para muitos vegetarianos, a preocupação também se estende a atitudes que afetam os animais e o meio ambiente, o que, indiretamente, também afeta a pessoa e a sociedade.

## Vegetarianos têm anorexia

Há muito mais anoréxicos vegetarianos do que vegetarianos anoréxicos. Expliquei isso no item 12 do capítulo "Meu filho virou vegetariano. Socorro!", mas repito aqui: a dieta vegetariana não leva ninguém a ter anorexia. No entanto, algumas pessoas com anorexia se aproveitam da falta de conhecimento sobre o vegetarianismo para esconder sua doença. Afinal, vegetariano é "sempre magro"...

## Vegetarianos emagrecem

Não caia nessa. Os estudos demonstram que os vegetarianos, quando comparados aos onívoros, tendem realmente a ser mais magros. O padrão alimentar vegetariano tende a ser mais saudável e menos calórico, além de proporcionar alterações orgânicas muito interessantes para a perda de peso. No entanto, emagrecer ou engordar não depende apenas do consumo de carne. Há vegetarianos que engordam, outros que emagrecem e outros que mantêm o peso.

Os alimentos que um vegetariano pode utilizar e que mais favorecem o ganho de peso são queijos, óleos e frituras, frutas oleagino-

não tem um compartimento separado para ficar apodrecendo e nem fica grudada no intestino enquanto os demais alimentos passam por ela.

## A retirada da carne deve ser gradual

A decisão de retirar a carne do cardápio rapidamente ou de forma gradual deve ser feita de acordo com seu preparo emocional e das suas possibilidades práticas. Não há prejuízo ao organismo em retirá-la da noite para o dia quando o cardápio está bem ajustado. A retirada gradual pode ser justificada quando é necessário mais conhecimento para seguir em frente e quando a mente ainda não está preparada.

## Parar de comer carne deixa o corpo fraco

O corpo só fica fraco se o estado psicológico estiver titubeante ou se a pessoa comer apenas verduras. Se o aporte de calorias e demais nutrientes for adequado, não há motivo algum para ter qualquer grau de debilidade.

## A carne dificulta a digestão

Pelo teor mais elevado de gordura e proteína, a carne tem uma digestão mais lenta. Isso é ainda pior quando sua ingestão é excessiva, caso da maioria da população brasileira. Muitas pessoas sentem melhora na digestão ao retirar a carne. Outras se sentem satisfeitas ao reduzir sua quantidade. Lembre-se de que mais de 100 gramas de carne por dia é excesso.

## Se temos dentes caninos é porque precisamos comer carne

Então precisamos avisar alguns animais frugívoros, pois muitos deles possuem dentes pontiagudos e só comem frutas.

## Comer carne pelo menos duas vezes por semana é importante

Nenhum nutriente presente na carne fará diferença se ela for consumida duas vezes por semana. Nem o ferro, nem a vitamina $B_{12}$, nem o zinco.

## Há deficiências nutricionais que só podem ser corrigidas com carne

Mentira. Se houver deficiência dos nutrientes encontrados em maior abundância na carne, serão necessárias doses muito elevadas para corrigi-la, algo que não pode ser feito apenas com a ingestão de carne. Vejamos a deficiência de vitamina $B_{12}$. Uma dieta com bastante carne oferece cerca de 10 microgramas de $B_{12}$ por dia. Para corrigir a deficiência com 1.000 ou 2.000 microgramas de $B_{12}$ por dia, podem ser necessários cerca de 6 meses. O mesmo vale para o ferro e o zinco. Ou seja, para sanar esse tipo de deficiência é preciso tomar suplementos – em doses medicamentosas.

## A cura de certos problemas de saúde exigem carne

Não é verdade. Qualquer problema de saúde ou deficiência nutricional pode ser corrigida sem a carne. Se você é vegetariano e o mandaram comer carne por motivo de doença, desconfie. Há algo errado aí.

## A dieta vegetariana é rica em carboidratos e pobre em gorduras e proteínas

Não é verdade. Parte dessa ideia vem da crença errônea de que os cereais (arroz, pão, milho, etc.) são compostos de muito carboidrato e quase nada de proteína. Veja a classificação de alimentos no item 14 do capítulo "Como se tornar e ser vegetariano com segurança em 18 etapas".

Para atingir a quantidade adequada de calorias, precisamos ingerir componentes que forneçam calorias: carboidratos, proteínas e gorduras. Apesar do álcool fornecer calorias, vamos deixá-lo de fora. Poderíamos ingerir todas as calorias diárias recomendadas comendo apenas gordura, mas sabemos que isso não é saudável. Assim, existe um percentual recomendado de cada grupo que devemos ingerir para ter uma boa nutrição. Recomenda-se que entre 45 e 65 por cento das calorias consumidas sejam compostas por carboidratos; de 25 a 35 por cento, por gorduras; e de 10 a 35 por cento, por proteína (embora raramente esta ultrapasse 20 por cento).

A análise de diversos estudos comparativos entre vegetarianos e onívoros mostra que a ingestão de carboidratos, proteínas e gorduras segue a seguinte proporção:

**TEOR DE NUTRIENTES INGERIDOS POR VEGETARIANOS E ONÍVOROS**

| | Porcentagem recomendada | Veganos | Ovolacto-vegetarianos | Onívoros |
|---|---|---|---|---|
| Carboidratos | 45 a 65% | 53,5 a 62,7% | 51 a 62% | 43,5 a 58% |
| Gorduras | 25 a 35% | 23 a 32% | 25,2 a 34% | 30,7 a 36% |
| Proteínas | 10 a 35% | 12 a 13,4% | 12 a 13,8% | 14,8 a 16,3% |

Dessa forma, verificamos que a dieta vegetariana tende a manter uma excelente adequação de carboidratos, proteínas e gorduras. A escolha dos alimentos pode modificar essa proporção, mas verificamos que a variação decorrente das mudanças tende a não levar a proporção sugerida para limites além ou aquém da faixa de normalidade. A menor ingestão de gordura ocorre no grupo dos veganos (23 por cento), cuja dieta é composta exclusivamente por alimentos naturais integrais, sem nada industrializado e sem a adição de óleos.

## O arroz e o feijão devem ser consumidos na mesma refeição para obtermos os aminoácidos de que necessitamos

Para seres humanos adultos, essa associação (arroz com feijão) é completamente desnecessária. No caso das crianças, é possível não misturá-los, mas para isso é importante um estudo mais apurado da composição geral da dieta. O que importa é que todos os aminoácidos sejam ingeridos nas 24 horas do dia. Leguminosas (feijões) e cereais devem ser ingeridos ao longo do dia, mas não necessariamente juntos.

## Proteínas e carboidratos não devem ser ingeridos na mesma refeição

Impossível! Algumas linhas de alimentação pregam que nunca se combinem na mesma refeição arroz e feijão, com a teoria de que proteínas e carboidratos não devem ser consumidos juntos. É possível não comer arroz e feijão na mesma refeição, mas impossível não consumir carboidratos e proteínas juntos, pois todos os alimentos (exceto os óleos e o açúcar) contêm ambos.

## Combinações de alimentos

Há muitas informações sobre o que deve ou não ser misturado no seu prato. Cada linha preconiza uma combinação diferente, algumas totalmente divergentes entre si.

Os estudos mais importantes que temos nessa área referem-se à combinação de nutrientes. Vitamina C e ferro, por exemplo, devem sempre estar na mesma refeição para que o ferro seja mais bem absorvido. Por esse ponto de vista, deve-se incentivar o consumo de frutas nas refeições principais. Não há respaldo científico para separar as frutas das refeições e comê-las um pouco antes ou um pouco depois, mas você pode fazer testes para descobrir como fica a digestão e a sensação de bem-estar. Pode-se testar também a combinação de uma fruta com outra, de acordo com a linha de alimentação que se está estudando.

Certas combinações fazem algumas pessoas se sentirem melhor, mas não exercem nenhum efeito em outras. Em alguns casos, mesmo sem evidências científicas, oriento algumas combinações com resultados positivos. O cuidado é sempre combinar os alimentos de forma a garantir a ingestão de todos os nutrientes.

## A alimentação "X" é a melhor para o ser humano

Dizer o que é melhor para o ser humano é complicado. Há uma linha vegetariana que preconiza que toda a dieta seja crua (crudivorismo), ao passo que outra recomenda que os alimentos sejam todos cozidos (macrobiótica). São teorias opostas.

Independentemente da linha que você resolver adotar, lembre que é importante não faltarem nutrientes. Esse foco deve ser sempre mantido na montagem do cardápio. Experimente as diferentes dietas vegetarianas e defina o que é melhor para você, seja em termos de saúde, seja em termos práticos, mas não deixe de ingerir todos os nutrientes de que precisa.

## A dieta vegetariana é mais cara

Se lembrarmos que o substituto da carne é o feijão, veremos claramente que a dieta vegetariana tem custo menor. Qualquer pessoa que busque uma alimentação saudável vai trocar o alimento refinado pelo integral, o convencional pelo orgânico e procurar substitutos para a margarina e guloseimas mais saudáveis para os lanches. Como a tendência de consumo é essa, muitos fabricantes elevam os custos desses produtos. Observe que uma pessoa que come carne e passa a usar esses produtos terá uma dieta mais saudável e com custo mais elevado. Como os vegetarianos trocam a carne pelo feijão, seu custo cai.

## Se todos se tornassem vegetarianos, seria preciso acabar com as florestas do mundo para plantar alimentos

É justamente o contrário. Cerca de 63 por cento de todas as áreas cultiváveis do planeta são destinadas à pecuária, que é uma forma totalmente ineficiente de produção de alimento para o ser humano. É fácil de entender o motivo. Cerca de 80 por cento de toda a soja e de todo o milho plantados no mundo são destinados aos animais de corte, que precisam comer tudo isso para fornecer ao ser humano um pouco de carne. Isso significa que é necessário fornecer um monte de grãos para o animal para gerar um pouco de carne. Há estudos que calculam que um boi precisa de 4 hectares de terra para produzir, depois de quatro ou cinco anos de vida, 210 quilos de carne. Se nessa mesma área, nesse mesmo período de tempo, cultivássemos alimentos de origem vegetal, teríamos 8 toneladas de feijão, 23 toneladas de trigo, 32 toneladas de soja, 44 toneladas de batata, 56 toneladas de tomate ou 22 toneladas de maçã. Se todo o consumo de soja e de grãos destinados ao gado dos Estados Unidos fosse destinado aos seres humanos, seria possível alimentar toda a população mundial cinco vezes.

Comer menos carne = sobrar mais alimentos = poluir menos = menos efeito estufa.

## Algas contêm vitamina $B_{12}$

As algas mais ricas em $B_{12}$ são a *nori* e a *chorella*, mas essa vitamina não é aproveitável pelos seres humanos. São o que chamamos de análogos da $B_{12}$, ou formas corrinoides.

## Levedura de cerveja, missô e tempeh contêm vitamina $B_{12}$

Não, não contêm. A vitamina $B_{12}$ ativa está nas carnes, nos queijos, no leite, nos ovos, nos alimentos enriquecidos e nos suplementos vitamínicos.

## Cogumelos são ricos em proteína

Não é bem assim. Os cogumelos podem ser classificados no grupo dos legumes no que tange ao teor de carboidratos e proteínas. Eles são uma fonte muito boa de diversas vitaminas e minerais, mas como fonte proteica não se comparam às leguminosas (feijões).

## Vegetariano deve comer soja

Definitivamente, não! Qualquer leguminosa substitui tranquilamente a soja e a carne quando falamos em proteína.

## Quem tem problema de tireoide não pode comer soja

Qual problema de tireoide? Alguns recomendam que os portadores de hipotireoidismo (quando a atividade da glândula é baixa) não comam soja e seus derivados, e nem alimentos como brócolis, couve e repolho. A base para essa recomendação está no fato de alguns componentes desses alimentos dificultarem a formação do hormônio que a tireoide produz. Estudos com ratos demonstram que, quando há carência de iodo (nutriente fundamental para a formação de um hormônio da tireoide) e os animais ingerem esses alimentos, a função da glândula tireoide é deprimida.

No entanto, as pesquisas mostram que em seres humanos esse processo não ocorre. E, para melhorar nossa situação, no Brasil a lei determina que o iodo seja adicionado ao sal de cozinha. Preste atenção apenas à ingestão excessiva de sal, pois excesso de iodo também prejudica a tireoide.

Assim, não retire os alimentos que citei do seu cardápio se você tem hipotireoidismo. Há ajustes mais importantes a serem feitos nessa situação.

## Soja mata

Circulam na internet textos que atribuem à soja características tão nocivas quanto a de um raticida. Eles não têm o menor embasamento científico. Para esses autores (que não costumam ser da área de saúde), a soja causa problemas nos hormônios sexuais, no hormônio do crescimento, impotência, deficiências nutricionais e outros tantos problemas seríssimos.

Não é isso que as pesquisas científicas têm demonstrado. Em composições saudáveis, ou seja, incluída corretamente no grupo alimentar que pertence, na quantidade adequada, ela não traz problemas. Algumas pessoas têm um pouco de dificuldade para digeri-la e às vezes apresentam gases. O uso de *tofu* pode neutralizar o problema.

Portanto, o consumo racional da soja, se não houver nenhuma contraindicação, não traz problema algum.

## Rinite, sinusite e asma desaparecem assim que se retira o leite da dieta

Às vezes desaparecem, às vezes melhoram, às vezes não muda nada. Tudo vai depender do que desencadeia esses quadros. Uma pessoa que tenha, por exemplo, uma obstrução dos seios da face, pode ter uma sinusite que exija cirurgia. Quem tem alergia ao leite e seus derivados se beneficia bastante com sua eliminação, mas a rinite, a sinusite e a asma podem ser desencadeadas por outros fatores que não a proteína do leite.

Se você tem esses problemas, faça o teste e verifique como seu corpo reage. Deixe de consumir leite e seus derivados por pelo menos três semanas, tomando o cuidado de ingerir a quantidade diária de cálcio recomendada.

## Os alimentos crus são benéficos por causa das enzimas (compostos que aceleram as reações químicas) digestivas

Ingerir alimentos crus traz inúmeros benefícios à saúde. No entanto, não são as enzimas digestivas dos alimentos crus que fazem a digestão daquilo que você acabou de comer.

O processo de germinação de sementes, utilizado no crudivorismo, promove nos grãos alterações que aumentam a biodisponibilidade de alguns de seus nutrientes e facilitam sua digestão. Veja bem: a germinação pode facilitar a absorção dos nutrientes ingeridos, como o ferro e o zinco, mas não faz com que tudo o que foi ingerido seja digerido com mais facilidade.

## Alimento germinado não precisa ser digerido

Não é verdade. As dietas totalmente prontas para a absorção são chamadas de elementares. Em algumas situações, utilizamos esses compostos em dietas infundidas por sonda diretamente no estômago ou no intestino (dieta enteral) de pacientes com problemas específicos. O processo de deixar os nutrientes totalmente livres para a absorção, sem necessidade de utilizar as enzimas digestivas, é industrial e não ocorre na germinação.

## Alimentos germinados são mais ricos

Isso não é verdade. Diversos conceitos do crudivorismo são distorcidos, sendo o aumento do valor nutricional causado pela germinação um deles. A germinação faz com que a semente caminhe para a formação da planta adulta. Nesse processo, suas características são modificadas – o teor de quase todos os seus nutrientes é reduzido.

Isso não quer dizer que os alimentos germinados não sejam bons. Há compostos anticancerígenos, por exemplo, que são formados no processo de germinação. Os alimentos germinados podem ser tranquilamente incluídos no cardápio vegetariano, mas isso não significa que a alimentação será mais rica. Veja a tabela comparativa:

# TEOR DE NUTRIENTES INGERIDOS POR VEGETARIANOS E ONÍVOROS *

| **Alimento** | **Trigo** | | | |
|---|---|---|---|---|
| Forma | Grão cru | Grão germinado | % de perda | % de ganho |
| Quantidade (g) | 100 | 100 | | |
| Energia (kcal) | 339 | 198 | 41,6 | |
| MACRONUTRIENTES: | | | | |
| Proteína (g) | 13,68 | 7,49 | 45,2 | |
| Lipídio (g) | 2,47 | 1,27 | 48,6 | |
| Carboidrato (g) | 71,13 | 42,53 | 40,2 | |
| MINERAIS: | | | | |
| Cálcio (mg) | 34 | 28 | 17,6 | |
| Ferro (mg) | 3,52 | 2,14 | 39,2 | |
| Magnésio (mg) | 144 | 82 | 43,1 | |
| Fósforo (mg) | 508 | 200 | 60,6 | |
| Potássio (mg) | 431 | 169 | 60,8 | |
| Sódio (mg) | 2 | 16 | | 700,0 |
| Zinco (mg) | 4,16 | 1,65 | 60,3 | |
| Cobre (mg) | 0,553 | 0,261 | 52,8 | |
| Manganês (mg) | 3,012 | 1,858 | 38,3 | |
| Selênio (mg) | 89,4 | 42,5 | 52,5 | |
| VITAMINAS: | | | | |
| C (mg) | 0 | 2,6 | | mais de 160 |
| $B_1$ (mg) | 0,419 | 0,225 | 46,3 | |
| $B_2$ (mg) | 0,121 | 0,155 | | 28,1 |
| $B_3$ (mg) | 6,738 | 3,087 | 54,2 | |
| $B_5$ (mg) | 0,935 | 0,947 | | 1,3 |
| $B_6$ (mg) | 0,419 | 0,265 | 36,8 | |
| $B_9$ (mg) | 43 | 38 | 11,6 | |
| $B_{12}$ (mg) | 0 | 0 | 0 | 0 |
| A (UI) | 0 | 0 | 0 | 0 |

| TIPOS DE GORDURA: | | | | |
|---|---|---|---|---|
| Saturada (g) | 0,454 | 0,206 | 54,6 | |
| Monoinsaturada (g) | 0,344 | 0,151 | 56,1 | |
| Poli-insaturada (g) | 0,978 | 0,557 | 43,0 | |
| Ômega-6 (g) | 0,93 | 0,531 | 42,9 | |
| Ômega-3 (g) | 0,048 | 0,026 | 45,8 | |

| **Alimento** | **Lentilha** | | | |
|---|---|---|---|---|
| Forma | Grão cru | Grão germinado | % de perda | % de ganho |
| Quantidade (g) | 100 | 100 | | |
| Energia (kcal) | 353 | 106 | 70,0 | |
| MACRONUTRIENTES: | | | | |
| Proteína (g) | 25,8 | 8,96 | 65,3 | |
| Lipídio (g) | 1,06 | 0,55 | 48,1 | |
| Carboidrato (g) | 60,08 | 22,14 | 63,1 | |
| MINERAIS: | | | | |
| Cálcio (mg) | 56 | 25 | 55,4 | |
| Ferro (mg) | 7,54 | 3,21 | 57,4 | |
| Magnésio (mg) | 122 | 37 | 69,7 | |
| Fósforo (mg) | 451 | 173 | 61,6 | |
| Potássio (mg) | 955 | 322 | 66,3 | |
| Sódio (mg) | 6 | 11 | | 83,3 |
| Zinco (mg) | 4,78 | 1,51 | 68,4 | |
| Cobre (mg) | 0,519 | 0,352 | 32,2 | |
| Manganês (mg) | 1,33 | 0,506 | 62,0 | |
| Selênio (mg) | 8,3 | 0,6 | 92,8 | |
| VITAMINAS: | | | | |
| C (mg) | 4,4 | 16,5 | | 275,0 |
| $B_1$ (mg) | 0,873 | 0,228 | 73,9 | |
| $B_2$ (mg) | 0,211 | 0,128 | 39,3 | |
| $B_3$ (mg) | 2,605 | 1,128 | 56,7 | |
| $B_5$ (mg) | 2,14 | 0,578 | 73,0 | |

| $B_6$ (mg) | 0,54 | 0,19 | 64,8 | |
|---|---|---|---|---|
| $B_9$ (mg) | 479 | 100 | 79,1 | |
| $B_{12}$ (mg) | 0 | 0 | 0 | 0 |
| A (UI) | 39 | 45 | | 15,4 |
| TIPOS DE GORDURA: | | | | |
| Saturada (g) | 0,156 | 0,057 | 63,5 | |
| Monoinsaturada (g) | 0,189 | 0,104 | 45,0 | |
| Poli-insaturada (g) | 0,516 | 0,219 | 57,6 | |
| Ômega-6 (g) | 0,404 | 0,181 | 55,2 | |
| Ômega-3 (g) | 0,109 | 0,038 | 65,1 | |

| **Alimento** | **Ervilha** | | | |
|---|---|---|---|---|
| Forma | Grão cru | Grão germinado | % de perda | % de ganho |
| Quantidade (g) | 100 | 100 | | |
| Energia (kcal) | 341 | 124 | 63,6 | |
| MACRONUTRIENTES: | | | | |
| Proteína (g) | 24,55 | 8,8 | 64,2 | |
| Lipídio (g) | 1,16 | 0,68 | 41,4 | |
| Carboidrato (g) | 60,37 | 27,11 | 55,1 | |
| MINERAIS: | | | | |
| Cálcio (mg) | 55 | 36 | 34,5 | |
| Ferro (mg) | 4,43 | 2,26 | 49,0 | |
| Magnésio (mg) | 115 | 56 | 51,3 | |
| Fósforo (mg) | 366 | 165 | 54,9 | |
| Potássio (mg) | 981 | 381 | 61,2 | |
| Sódio (mg) | 15 | 20 | | 33,3 |
| Zinco (mg) | 3,01 | 1,05 | 65,1 | |
| Cobre (mg) | 0,866 | 0,272 | 68,6 | |
| Manganês (mg) | 1,391 | 0,438 | 68,5 | |
| Selênio (mg) | 1,6 | 0,6 | 62,5 | |
| VITAMINAS: | | | | |
| C (mg) | 1,8 | 10,4 | | 477,8 |

| $B_1$ (mg) | 0,726 | 0,225 | 69,0 | |
|---|---|---|---|---|
| $B_2$ (mg) | 0,215 | 0,155 | 27,9 | |
| $B_3$ (mg) | 2,889 | 3,088 | | 6,9 |
| $B_5$ (mg) | 7,758 | 1,029 | 86,7 | |
| $B_6$ (mg) | 0,174 | 0,265 | | 52,3 |
| $B_9$ (mg) | 274 | 144 | 47,4 | |
| $B_{12}$ (mg) | 0 | 0 | 0 | 0 |
| A (UI) | 149 | 166 | | 11,4 |
| TIPOS DE GORDURA: | | | | |
| Saturada (g) | 0,161 | 0,124 | 23,0 | |
| Monoinsaturada (g) | 0,242 | 0,061 | 74,8 | |
| Pol-iinsaturada (g) | 0,495 | 0,326 | 34,1 | |
| Ômega-6 (g) | 0,411 | 0,265 | 35,5 | |
| Ômega-3 (g) | 0,084 | 0,061 | 27,4 | |

* Fonte: Departamento de Agricultura dos Estados Unidos da América

## Alimentos germinados têm mil vezes mais valor nutricional

Se isso fosse verdade, crudivoristas não teriam deficiências nutricionais. Eu atendo crudivoristas que fazem a dieta como mandam os manuais e têm deficiências. Se o teor de alguns nutrientes aumentasse mil vezes, haveria intoxicação por diversos nutrientes, como o zinco, causando náuseas e dor de cabeça.

## A alimentação crudívora cura várias doenças

Essa é uma afirmação vaga. Há diversas doenças crônicas e degenerativas que podem ser prevenidas e mais bem controladas com alimentação adequada – e mesmo crua. Diversas pessoas relatam a cura de doenças com a adoção da dieta à base de alimentos crus, mas o mesmo acontece com a macrobiótica, em que todos os alimentos são cozidos.

Tenho pacientes que são crudivoristas há 40 anos e têm diabetes. Não se pode dizer que determinada dieta cura tudo. A doença é um conjunto de fatores, e seu tratamento às vezes requer estratégias muito mais complexas do que a modificação alimentar e de estilo de vida.

## Clorofila e células vermelhas

Existe um mito difundido de que, ao se ingerir suco de clorofila (suco verde), ela se transforma em células vermelhas em poucos segundo no nosso sangue. Seria um excelente tratamento para a anemia, mas isso é impossível. Essa ideia errônea surgiu do fato de a clorofila apresentar uma estrutura química muito parecida às das células vermelhas do nosso sangue, sendo que a diferença é que, enquanto a molécula de clorofila tem magnésio no centro, a das células vermelhas tem ferro. Parece simples: eu tomo o suco verde, recebo a clorofila, troco o magnésio dela por ferro e assim tenho uma nova célula vermelha. Mas isso não acontece.

A produção das células vermelhas do sangue é um processo muito mais complexo do que trocar magnésio por ferro. Não é possível partir a clorofila ao meio, colocar ferro no lugar do magnésio e depois "colar" essa clorofila, transformando-a em célula vermelha. O processo de produção das células vermelhas envolve a medula óssea, um hormônio da tireoide, dos rins, ferro, vitamina $B_{12}$, ácido fólico, entre outros nutrientes. São necessários vários dias para lançar no sangue uma célula vermelha quase pronta, que ainda demora mais dois dias para se tornar adulta.

O suco verde é interessante para alguns propósitos específicos, mas não para produzir células vermelhas. Inclusive, dependendo do tipo de folha usada no suco, como é o caso da couve, rica em cálcio e pobre em ferro, estaremos consumindo pouco ferro.

## Sangue alcalino

Para alguns, o sangue ácido é causa de muitas doenças e o sangue alcalino, a solução para a nossa saúde. Muita calma nessa hora.

O grau de acidez ou alcalinidade é medido pelo pH (potencial hidrogeniônico) em uma escala que vai até 14, sendo 7 o limite entre o que é ácido ou alcalino. Quanto mais abaixo de 7 estiver o pH, mais ácido. Quanto mais acima, mais alcalino. O pH do nosso sangue se mantém rigorosamente controlado entre 7,3 e 7,4. Portanto, é discretamente alcalino. Pequenas variações são incompatíveis com a vida humana. Portanto, não é verdade que o sangue fica ácido ou alcalino, embora possa haver maior ou menor esforço para mantê-lo nessa faixa. Uma dieta rica em proteínas, por exemplo, demanda mais cálcio para manter o pH nessa faixa.

Podemos escolher alimentos com um perfil melhor para facilitar o controle de pH no sangue, mas este não vai mudar. O que muda é a necessidade de nutrientes ou de compostos para manter o equilíbrio.

## Quem tem dieta equilibrada não tem deficiências nutricionais

Essa frase parece coerente, mas não é. O estado nutricional de um indivíduo depende do que ele come, mas também de como absorve, transporta, estoca e perde nutrientes. Muitas mulheres têm falta de ferro por perda menstrual excessiva. Há pessoas com carência de vitamina D por falta de exposição solar, deficiência de vitamina $B_{12}$ por redução de ácido no estômago, etc. A alimentação equilibrada é importantíssima, mas o equilíbrio dos nutrientes no organismo não depende só dela.

## Se não tenho sintomas, estou bem de nutrientes, sem deficiências

Essa ideia é comum, atraente, mas equivocada. Atendo vários pacientes que dizem estar completamente saudáveis, mas, quando começo a perguntar sobre sintomas específicos, as deficiências vão aparecendo. O maior engano ocorre quando a deficiência se implanta lentamente, no decorrer de anos, e a pessoa não percebe mais a sua piora. Não confie apenas na alimentação nem nos sintomas. Procure um profissional experiente para fazer uma boa avaliação.

## Como os veganos precisam de suplemento de $B_{12}$, a dieta não é adequada ao ser humano

Em diversos ciclos da vida, dependendo das condições orgânicas, os suplementos podem ser necessários. A suplementação pode ser necessária devido à baixa ingestão de determinados alimentos ou nutrientes, por dificuldade de extrair o nutriente do alimento ou por problemas orgânicos que comprometam sua absorção.

Todas as descrições que farei a seguir servem para os onívoros. A Sociedade Brasileira de Pediatria recomenda que todas as crianças, dos 6 meses aos 2 anos de idade, recebam suplementação de ferro por causa do elevado índice de anemia nesse período. Estima-se que metade das crianças com menos de 5 anos e um terço das gestantes do Brasil tenham carência de ferro.

A suplementação com ácido fólico é feita em mulheres que desejam engravidar. Diversos obstetras prescrevem rotineiramente suplementos vitamínicos e minerais para gestantes. O primeiro e último trimestre da gestação frequentemente exigem aporte extra de ferro, que é feito com medicamentos. A gestante que não dispõe de um estoque de ferro completo antes de engravidar tem um risco enorme de terminar a gestação com carência do mineral.

O Instituto de Medicina dos Estados Unidos recomenda que as pessoas com mais de 50 anos de idade utilizem suplemento de vitamina $B_{12}$, pois 30 por cento delas apresentam carência dessa vitamina.

O iodo é adicionado ao sal que consumimos para que o mineral seja ingerido por pessoas que moram longe do mar. Sua falta causa sérios problemas mentais em crianças (cretinismo), além de dificuldade de produção de um hormônio da glândula tireoide.

A fortificação das farinhas com ferro e ácido fólico não visa atingir os vegetarianos, mas a população onívora. Ou seja, mesmo os onívoros estão sujeitos a diversas deficiências nutricionais. O que incomoda alguns profissionais de saúde é o fato de que, mesmo com um cardápio bem balanceado, a dieta vegana não supre todos os nutrientes (por causa da $B_{12}$), mas esse incômodo vem do não entendimento do que é saúde.

A OMS define a saúde como "o estado de completo bem-estar físico, mental e social, e não apenas a ausência de doença". Alguém que olha para o animal e sente seu mundo interno (emocional, mental) abalado, não tem a saúde completa. Assim, tomar suplementos de vitamina $B_{12}$ para garantir a saúde orgânica em prol dos ideais éticos (seja pelo próprio corpo, pelo meio ambiente ou pelos animais) é completamente justificado.

## Vitamina $B_{12}$ engorda

Carboidratos, proteínas, gorduras e álcool engordam. Já a deficiência de vitamina $B_{12}$, em estágios mais avançados, pode causar redução do apetite. Nesse caso, a suplementação de $B_{12}$ faz com que o apetite volte ao normal. Veja bem: a correção com o suplemento faz com que o apetite volte ao normal, e não que fique aumentado.

## Vegetarianos têm anemia

Têm sim, mas na mesma prevalência dos onívoros. Diversos estudos avaliaram esse tema.

## Pessoas anêmicas têm que comer carne e não podem se tornar vegetarianas

O tratamento da anemia por carência de ferro se faz com ferro medicamentoso, ingerido por meio de cápsulas ou comprimidos, geralmente. A alimentação apenas, mesmo que composta de muita carne, é incapaz de corrigir a deficiência de ferro. Numa dieta ideal, conseguimos ingerir até cerca de 30 miligramas de ferro. Para corrigir uma deficiência, podem ser necessárias de três a quatro vezes essa quantidade ao longo de anos. Uma fatia de carne de 100 gramas contém apenas 3 miligramas de ferro.

## Vegetariano não pode doar sangue

Claro que pode. Diversos critérios são avaliados para que um doador seja aceito, como peso, idade e ausência de doenças transmissíveis, mas nada disso está relacionado a ser ou não ser vegetariano.

No momento da doação, avalia-se se o indivíduo tem anemia ou não. Como vimos, vegetarianos e onívoros têm a mesma prevalência de anemia. Um ponto importante a ser conversado sobre doação de sangue é a conveniência do momento. O exame de triagem não avalia o estoque de ferro. O doador pode estar apto porque não tem anemia, mas ainda assim seu estoque de ferro pode estar bastante comprometido (veja os sintomas de deficiência de ferro no capítulo "Estou com deficiência de nutrientes. E agora?").

A doação de sangue nessa situação é extremamente prejudicial e leva o indivíduo à anemia.

Quem está em tratamento para corrigir a anemia ou repor o estoque de ferro não deve doar sangue. Aos que doam regularmente eu recomendo uma avaliação mais detalhada com um médico.

## Falta proteína na dieta vegetariana

É preciso ter uma alimentação muito, mas muito ruim mesmo para ter deficiência de proteína. Se você tiver uma dieta equilibrada entre todos os grupos alimentares, basta ingerir a quantidade diária de calorias recomendada para seu caso para não ter carência proteica.

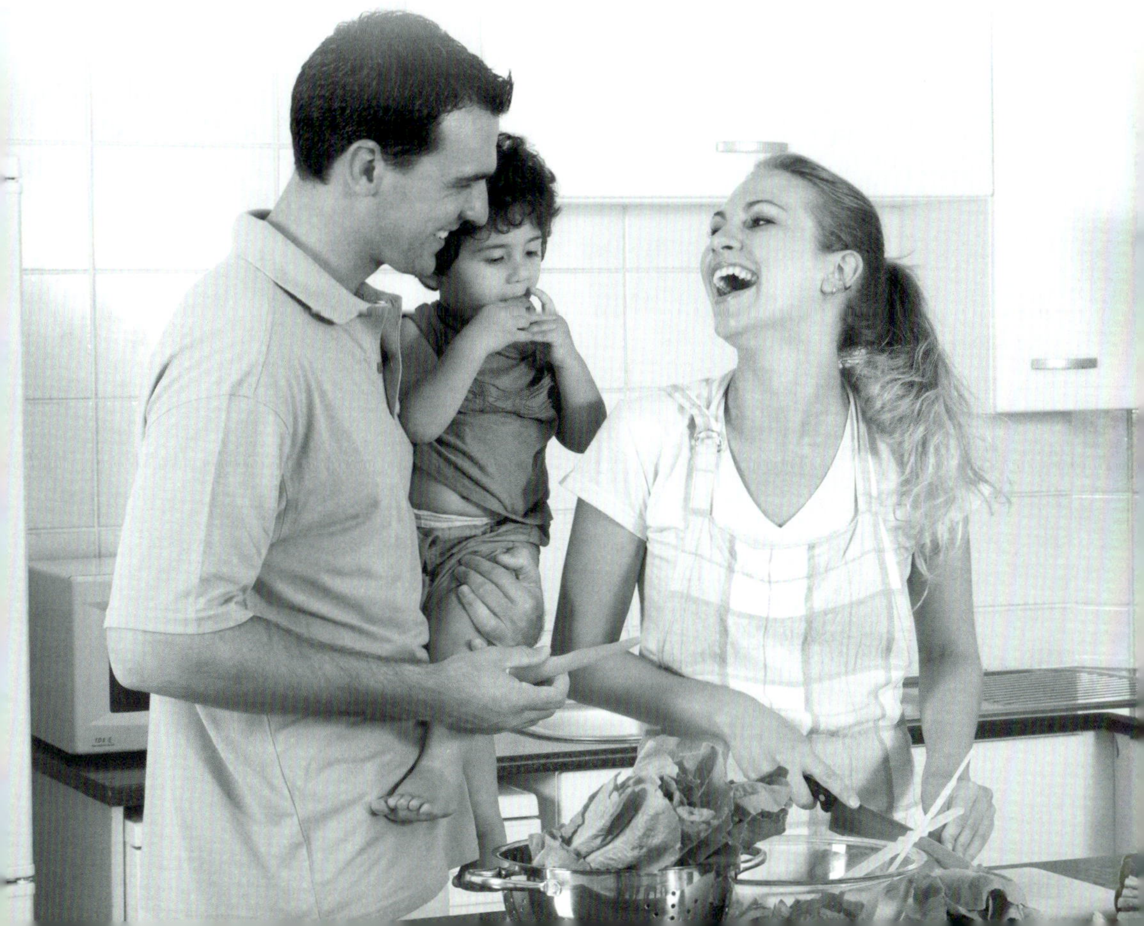

CAPÍTULO 10

# Que saia justa! E agora?

Todos os vegetarianos passam por momentos desconcertantes. Eles são minoria e, portanto, vão se sentir minoria muitas vezes e desrespeitados algumas outras. Em nossa cultura, as reuniões sociais estão associadas a comilança. Às vezes, parece que é até mais importante que você coma o que foi feito do que sua presença.

Os lactovegetarianos e os ovolactovegetarianos costumam ter menos dificuldades em eventos sociais, mas os vegetarianos estritos passam por muitas saias-justas.

Certas atitudes podem minimizar os problemas nas interações sociais.

## Quando for convidado para uma refeição na casa de alguém, avise que é vegetariano

Há convites sobre os quais temos liberdade para conversar. Nessas ocasiões, não pense duas vezes antes de dizer que é vegetariano. Se não tem muita intimidade com a pessoa que lhe fez o convite, dê um jeito qualquer, mas não deixe de dizer, pois chegar à casa do anfitrião e recusar tudo o que lhe for oferecido pode causar um constrangimento irremediável.

## Proponha-se a levar algum prato para o encontro, mas faça uma receita que já tenha experimentado

Quando existe a possibilidade de se levar algum prato ou prepará-lo no local, pode haver uma confraternização bem interessante. Mas, por favor, prepare receitas com boa aceitação. Não leve pratos que não funcionam, senão vai perpetuar a ideia de que a dieta vegetariana não é gostosa. Conheço pessoas que fazem pratos tão elaborados e são tão hábeis na sugestão de contribuir com a comida que ninguém percebe que o prato é vegetariano.

## Se for levar um prato para a festa, leve bastante. Se tiver pouco, sirva-se primeiro

Os vegetarianos que já perceberam que é interessante levar os pratos também perceberam que, depois de olhado com muita curiosidade, esse prato é o primeiro a acabar. Se você demorar para se servir, haverá um enorme risco de ficar sem nada para comer.

## Em reuniões de negócios, procure escolher lugares com opções vegetarianas

Há pessoas que não podem evitar os almoços de negócios. Para muitos, a churrascaria é a primeira opção. Há vegetarianos que não se importam de ir até uma churrascaria, pois geralmente a mesa tem diversas opções. Outros, entretanto, não gostam de ver animais mortos passeando em espetos. Sugiro encontrar restaurantes que tenham opções vegetarianas, o que é mais comum em cidades grandes, e verificar sempre se o ambiente escolhido é adequado ao encontro.

## No refeitório em que no almoço só dá para comer salada, arroz e batata

Isso é bastante comum. Muitos cozinheiros colocam *bacon* ou caldo de carne no feijão, e os vegetarianos ficam apenas com a opção de comer salada, arroz branco e batata. O feijão, que é parte importante da refeição, fica de fora. Daí a pensarem que os vegetarianos não comem nada... Mas colocam carne em tudo!

Sugiro que você faça o que chamo de mistura proteica. É uma farofa que criei e que pode ser levada no bolso ou na bolsa. Coloque no liquidificador 2 colheres de sopa de sementes de linhaça, 5 colheres de sopa de sementes de gergelim tostadas e 4 colheres de sopa de proteína de soja texturizada fina. Sem água, bata tudo no liquidificador. Adicione sal a gosto e condimentos como orégano, curry, páprica e sal. Essa mistura é bastante proteica e pode ser consumida no lugar do feijão. O que deixa a mistura mais saborosa é o gergelim. As proporções de cada ingrediente podem ser alteradas. A proteína texturizada de soja é muito criticada, mas ela não é a assassina que descrevem por aí. É claro que é melhor utilizar o feijão do que a proteína de soja, mas, na falta dele, essa mistura salva a refeição.

## Meu (minha) companheiro(a) quer que nosso filho seja vegetariano

Quando o casal é vegetariano, a opção de ter um filho vegetariano desde o nascimento encontra menos impasses. O que pode causar conflitos é quando apenas um dos pais é vegetariano. Inevitavelmente, será necessário conversar para que cheguem a um acordo. A escolha de um profissional de saúde que saiba orientar a alimentação de uma criança vegetariana é fundamental. A alimentação dos pais também deve ser trabalhada, pois, após 1 ano de idade, a dieta da criança tende a ser a mesma da dos pais. As pressões familiares costumam ser grandes e é importante que o casal entre em acordo e se sinta seguro com o profissional que escolheram para acompanhar o bebê.

## Sou vegetariana e engravidei. E agora?

Sem problemas. Os ajustes para a gestante vegetariana são muito claros. Você deve buscar a orientação de um profissional. A vitamina $B_{12}$ costuma ser mais importante do que o ácido fólico para a vegetariana. É preciso suplementá-la desde o início da gestação. O ferro também é fundamental, e, com ou sem carne na dieta, é preciso suplementá-lo, pois a gestação exaure os estoques de ferro materno, podendo levar ao parto prematuro e à depressão pós-parto.

A maior pressão costuma vir da família, que, quando não conscientizada da segurança de uma dieta vegetariana bem equilibrada na gestação, tende a insistir para a gestante comer carne. A sensação de estar fazendo algo errado e colocando em risco a vida do bebê pode fazer com que a mulher coma carne às vezes, contra a vontade. Informar os parentes de que está sendo acompanhada por um profissional habilitado pode acalmá-los um pouco, apesar de nem sempre resolver completamente o descontentamento do grupo. Se você está segura e bem orientada, não há problemas. As intromissões familiares devem ter limites.

## Meu (minha) marido (mulher) não é vegetariano(a)

Essa é uma boa oportunidade de trabalhar sua habilidade de fazer acordos. Alguns vegetarianos não veem problema nenhum em encontrar carne na sua geladeira, mas para outros isso é a morte. Entre os casais que atendo, quando um deles não é vegetariano, o consumo da carne costuma ser feito apenas fora de casa. Essa decisão deve ser tomada em conjunto.

## Não sei se esse prato tem carne

Quando os vegetarianos vão a um restaurante e perguntam se há caldo de carne em alguma preparação ou outro derivado animal no prato escolhido, é comum o garçom responder o que você quer ouvir ou simplesmente não saber responder com certeza.

Não sou a favor de mentiras, mas a experiência mostra que a maneira mais clara e direta de descobrir é dizer ao garçom: "Eu tenho alergia a carne, molho de carne e tudo o que contenha carne. Se eu comer algum desses ingredientes caio morto aqui. Você poderia verificar com o cozinheiro, por gentileza?" Experimente. Essa não falha.

## Churrasco com a turma

Alguns vegetarianos não aceitam o convite de modo algum. Outros às vezes vão. As piadas são inevitáveis. Esse é um bom momento para desenvolver seu jogo de cintura. Se a paciência acabou, tente deixar claro que o assunto do momento pode ser outro que não o seu modo de vida. Grelhando alguns legumes, você poderá até conquistar adeptos. Leve batata, batata-doce, abobrinha e berinjela já cozidas e coloque-as na grelha. Elas vão ficar crocantes por fora e poderão ser compartilhadas com os outros. Leve também arroz integral cozido e uma farofa vegetariana.

Se você não é vegetariano, vai receber um no seu churrasco e gostou da ideia dos legumes, lembre-se apenas de não colocá-los no andar de baixo da grelha, pois se a carne pingar sobre os legumes seu amigo não os comerá.

## Faço trabalho voluntário com o vegetarianismo, mas não tenho como me sustentar

Conheço vários vegetarianos que trabalham voluntariamente por amor à causa. É difícil indicar um caminho, pois são muitas as variáveis. Ter um emprego fixo e conseguir tempo para o trabalho voluntário é uma opção. Nem todo mundo trabalha com o que gosta, mas sem dinheiro não dá para sobreviver. Avalie a possibilidade de ser dono de seu próprio negócio ou de conseguir um emprego remunerado ligado aos seus ideais.

Se você está num período de escolha profissional, avalie com cuidado o leque de possibilidades de cada profissão e sua remuneração. São fatores importantes para ter mais independência futura. Diversas profissões propiciam a oportunidade de trabalhar com o vegetarianismo, como a medicina, a nutrição, o direito, o jornalismo e a psicologia.

CAPÍTULO 11

# Estou com deficiência de nutrientes. E agora?

É muito comum as pessoas aderirem ao vegetarianismo sem antes passar por uma avaliação médica ou nutricional. Em geral elas vão ao médico depois de iniciar a nova dieta. E então, diagnosticado um problema, começa o terrorismo: "Viu o que a dieta vegetariana fez com você?"

Diante da descoberta de qualquer deficiência, mantenha a calma. Todo mundo tem deficiências! Inclusive quem come carne, e muita carne. Se os exames tivessem sido feitos na época em que você também comia carne, eles teriam acusado problemas. Há vários carnívoros inveterados com carência de ferro e vitamina $B_{12}$, por exemplo. Basta dosar para ver. Acredite, essa é minha experiência diária de consultório. É raro encontrar uma pessoa sem nenhuma alteração, seja por falta ou por excesso. Toda e qualquer deficiência encontrada no vegetariano pode e deve ser corrigida sem o uso da carne. Inclusive, o consumo da carne é incapaz de reverter essas deficiências. Cada nutriente tem uma fisiologia específica. Há deficiências que podem ser corrigidas com a alimentação e outras que não podem.

O objetivo deste capítulo é oferecer noções de suplementação para quando ela realmente for necessária. Lembre-se de que a avaliação física e os exames laboratoriais devem ser realizados por profissionais habilitados, pois os exames conversam entre si e cada um tem uma história diferente para contar.

## E se eu comer carne duas ou três vezes por semana?

Não vai adiantar nada. Memorize isto: muitas deficiências só são completamente corrigidas com medicamentos ou suplementos. Vou repetir, para que fique bem claro: não adianta comer carne todos os dias para corrigir as deficiências de ferro, zinco ou vitamina $B_{12}$.

Comer carne poucas vezes por semana é um artifício utilizado por aqueles que ainda não se tornaram vegetarianos por medo de deficiências nutricionais. Se é esse seu caso, saiba que a quantidade de ferro, zinco e vitamina $B_{12}$ obtida pela carne dessa forma não fará a menor diferença no contexto geral da sua alimentação, se ela estiver adequada.

## E como era no tempo da minha avó, quando não existiam suplementos?

As deficiências sempre existiram, e as pessoas sempre sofreram com elas. Você vai ler logo a seguir o tópico que escrevi sobre o ferro. Há pessoas que vivem décadas com os sintomas que descrevi e acham que é da idade, é genético, é assim mesmo. Ou seja, a pessoa não vive com a plenitude que poderia viver.

Algumas pessoas relacionam a vida natural e saudável com a ausência de doenças e de deficiências nutricionais, mas isso não existe. Adote a alimentação mais natural e balanceada que puder, mas não tenha tanta certeza de que estará imune a tudo. O conhecimento médico serve para nos ajudar, desde que seja utilizado com sabedoria.

# Quando a suplementação é necessária?

Os suplementos de vitaminas e minerais – na forma de cápsulas, comprimidos, pós ou outras formulações – têm indicações específicas. Eu sempre sugiro uma avaliação médica antes de sua utilização, exceto pela vitamina $B_{12}$, que pode ser tomada a partir do momento em que o indivíduo se torna vegetariano.

Como regra, quando usamos suplementos demais é porque não sabemos do que estamos precisando. A avaliação médica e nutricional permite que se vá direto ao ponto. Não devemos utilizar medicamentos demais, nem suplementos demais. Na minha opinião, se você recebeu uma prescrição de nutrientes de A a zinco, há algum equívoco na avaliação de seus sinais, sintomas e exames.

O uso de suplementos por conta própria ou com a orientação de um profissional não habilitado é inconveniente, pois há nutrientes que alteram uns aos outros e isso deve ser sempre avaliado antes da prescrição. Vou discorrer sobre os principais.

## Ferro

É a deficiência nutricional mais comum no mundo, e com frequência seu diagnóstico passa despercebido. Pode haver deficiência de ferro ainda que o exame aponte valores na faixa de normalidade. É preciso experiência e conhecimento para o diagnóstico de sua deficiência.

Gestantes – onívoras ou vegetarianas – devem sempre receber ferro, salvo poucas contraindicações, pois a gestação acaba com os estoques maternos. Crianças onívoras ou vegetarianas, dos 6 meses aos 2 anos de idade, salvo algumas exceções, devem receber suplemento de ferro.

Há alterações genéticas que provocam anemia mesmo com estoque de ferro elevado. Há diversas situações clínicas sobre as quais o médico deve ponderar antes de prescrever um suplemento de ferro. Há inclusive situações em que há deficiência de ferro, mas é necessário aguardar antes de iniciar sua reposição.

Não esqueça: deficiência de ferro não se corrige com alimentação, nem mesmo comendo muita carne. Deficiência de ferro se corrige com ferro medicamentoso, e essa correção pode demorar anos. É muito comum encontrar pessoas que todo ano fazem tratamento por dois ou três meses e nunca ficam boas.

> A suplementação de ferro deve ser feita sob supervisão médica, pois seu excesso causa muitos danos ao organismo.

## Você tem deficiência de ferro?

Uma resposta positiva a qualquer das perguntas abaixo pode indicar deficiência de ferro. Como os sintomas podem também ser decorrentes de outras doenças ou problemas, o médico precisa fazer uma avaliação antes de prescrever o suplemento de ferro.

1. Sente dificuldade para sair da cama mesmo após uma boa noite de sono?
2. Suas unhas lascam, quebram, estão amolecidas ou com deformações?
3. Os problemas que enfrenta parecem sempre enormes e você faz corpo mole para resolvê-los?
4. Com o passar dos anos, você sente que seu rendimento não é mais o mesmo?
5. Sente muito cansaço ao acordar, à tarde ou à noite, mesmo quando dorme o número de horas de que precisa para descansar?
6. Sente tristeza sem causa aparente?
7. Sente dificuldade na prática de atividade física?
8. Sente que seu rendimento na prática de atividade física é baixo?
9. Fica doente (resfriado, com dor de garganta) com facilidade?
10. Sente tontura ou enxerga pontos luminosos ao se levantar rápido?
11. Para mulheres: nos períodos de TPM (tensão pré-menstrual), percebe que tem apresentado cada vez mais instabilidade emocional?

Estão em risco: mulheres com ciclos menstruais curtos (com menos de 28 dias) ou com fluxo total prolongado (mais de cinco dias) ou com sangramento em abundância (mais de dois dias).

## Cálcio

O planejamento nutricional costuma fornecer uma quantidade de cálcio mais do que suficiente para se manter um bom estado nutricional do mineral, mesmo sem o leite de vaca e os laticínios. Há situações específicas nas quais os suplementos podem e devem ser prescritos, mas nesse caso também seria interessante uma avaliação do metabolismo ósseo e do cálcio para avaliar se há necessidade de mais cálcio do que o fornecido pela alimentação. Um sintoma muito comum da falta de cálcio é a cãibra.

## Vitamina $B_{12}$

A vitamina $B_{12}$ é fundamental para a manutenção do sistema nervoso e das células do sangue. Ao longo do tempo, sua deficiência pode causar anemia e alterações neurológicas. A pessoa com carência de vitamina $B_{12}$ pode apresentar cansaço, falta de apetite, ter dores generalizadas e, principalmente, formigamento nas pernas, entre outros sintomas.

A vitamina $B_{12}$ não é tóxica mesmo em doses elevadas. Sugiro utilizá-la desde o momento em que se tornar vegetariano, independentemente do fato de comer ou não os derivados animais ou de ter em mãos um exame laboratorial. Tome um comprimido de mínimo 5 microgramas por dia ou um comprimido de 2.000 microgramas uma vez por semana. Essas doses são de manutenção, ou seja, para quando há um bom nível de $B_{12}$ no sangue. Só é possível ter certeza com um exame de sangue. Essa dose não corrige a deficiência.

Quando descobrem que o intestino consegue absorver apenas de 1 a 1,5 micrograma de vitamina $B_{12}$ a cada quatro ou seis horas, os vegetarianos se perguntam por que tomar 2.000 microgramas uma vez por semana (em dose única). A vitamina ingerida não vai se perder? Veja bem, biologia e matemática são coisas diferentes.

Quando a $B_{12}$ é proveniente da alimentação ou de suplementos de baixa dosagem, a regra de absorção de 1 a 1,5 micrograma a cada quatro ou seis horas é válida, pois os "seguranças do intestino" (os receptores intestinais) conseguem limitar sua entrada. No entanto, quando uma megadose é administrada, ocorre um "arrastão de $B_{12}$", que entra no intestino passando por cima dos "seguranças". Tecnica-

CAPÍTULO 12

# Vou ao médico. E agora?

Muitos vegetarianos se queixam da incompreensão e das recriminações dos profissionais de saúde. Se o profissional que o acompanha não respeita sua decisão, você pode encontrar outros mais atualizados sobre o assunto.

É recomendável fazer avaliações periódicas, seja qual for a dieta adotada. A avaliação médica é importante, mas a avaliação nutricional não deve estar dissociada dela. Sugiro sempre a avaliação conjunta, ou seja, médica e nutricional. Se seu médico não entende de vegetarianismo, consulte também um profissional especializado.

Como o vegetarianismo é um tema muito específico, tecnicamente falando, escrevi uma espécie de carta de apresentação para você encaminhar ao seu médico ou nutricionista. As orientações ali contidas não subestimam o conhecimento do profissional, mas, já que o vegetarianismo não costuma ser estudado nos cursos de graduação, uma ajuda sempre é bem-vinda.

Há diversos exames bastante específicos para avaliar o estado nutricional de um indivíduo. Muitos podem não fazer parte da rotina do seu médico, pois fogem do escopo da atuação dele. É importante descobrir como o organismo está funcionando, como está a alimentação e como anda a interação dos alimentos com o organismo. Por exemplo, ingerir a quantidade adequada de ferro por si só não garante níveis de ferro apropriados no organismo. A interação entre o que foi ingerido, absorvido, transportado, utilizado, estocado e perdido está sujeita a diversas interferências, e a avaliação médica deve levar em conta todos os fatores que podem alterar cada etapa.

Também é importante ressaltar que a interpretação dos exames laboratoriais não pode ser feita apenas lendo os valores de normalidade que acompanham o resultado. Para o entendimento adequado da situação, é importante conhecer cada composto avaliado, sua fisiologia, sua interação com outros exames e funções corporais. Sem essa avaliação, certamente a interpretação estará sujeita a erros.

Exemplificando: não basta olhar o hemograma para verificar se o nível de ferro está bom. Mesmo com todos os resultados dentro dos limites consierados normais, pode existir carência de ferro. O hemograma mostra se há anemia, mas nem sempre mostra como estão os estoques de ferro. Avaliar como está o estoque de ferro sem saber como anda a inflamação no organismo pode induzir a resultados errados. Portanto, a avaliação do conjunto deve ser realizada por um profissional de saúde habilitado. Todos os dias recebo pacientes preocupados com os resultados dos exames que solicitei, pois alguns apresentam valores mais elevados do que a referência e outros, valores mais baixos. Isso pode ou não ser normal e saudável. Apenas a avaliação de um profissional habilitado pode esclarecer o que é adequado ou não.

Os exames laboratoriais de vegetarianos, especialmente após um ano de dieta vegetariana, podem apresentar resultados diferentes do esperado em pessoas onívoras. Vale lembrar que a faixa de normalidade dos exames foi determinada pela avaliação de onívoros e para detectar doenças. As modificações proporcionadas por uma dieta vegetariana podem alterar esses valores.

Encontre um profissional com o qual se sinta seguro. Sugiro, respeitosamente, que entregue a ele o texto a seguir.

# Carta para médicos e nutricionistas que atendem vegetarianos

Prezado colega,

A decisão de se tornar vegetariano envolve diversos princípios legítimos (religiosos, filosóficos, éticos, ambientais e de saúde) que nós, como profissionais de saúde, temos o dever de respeitar.

Em decorrência da desinformação sobre o que é o vegetarianismo, inúmeros erros conceituais e de acompanhamento podem ser cometidos no atendimento de pacientes vegetarianos, mas há inúmeros artigos científicos indexados sobre o assunto, e eles mostram que qualquer dieta vegetariana pode ser conduzida com segurança. Minha intenção é esclarecer alguns pontos importantes que podem ser úteis no acompanhamento dos pacientes vegetarianos que chegam até você.

## Exames laboratoriais

Os exames de pacientes vegetarianos podem apresentar algumas alterações, especialmente depois de um ano de dieta vegetariana. As principais alterações *fisiológicas* são:

1. Leucograma com menor contagem de leucócitos e nenhum bastonete. Essa leucopenia não tem valor clínico quando o número absoluto de neutrófilos e linfócitos estiver dentro dos limites que não caracterizam deficiência imunológica. Sob estímulo de antígenos, a atividade mitogênica e fagocítica se mostra preservada.
2. Número de plaquetas dentro do valor de contagem normal, mas próximo do limite inferior, o que sugere menor estado inflamatório intravascular.
3. Ureia dentro dos limites de normalidade, mas com valor menor do que a de onívoros. Isso reflete uma proteólise menor.
4. Proteínas totais abaixo do valor encontrado em onívoros e às

vezes no limite inferior ou abaixo dele. Albumina sérica mais elevada do que em onívoros, algumas vezes até acima do limite de normalidade. Globulina em níveis mais baixos do que em onívoros, mas dentro do limite de normalidade. É preciso lembrar que a avaliação proteica é feita pela albumina. A globulina reflete o estado inflamatório (que tende a ser menor em vegetarianos). Como as proteínas totais são a soma da albumina com a globulina, elas podem estar em limites inferiores, mas não refletem o estado proteico, pois esse deve ser visto pela albumina.

5. Nível de ferritina mais baixo do que em onívoros, mas dentro da normalidade. Isso pode ser o reflexo da menor atividade inflamatória. Avalie com cuidado, diferencie a inflamação da deficiência. Procure deixar sempre a ferritina (de onívoros ou de vegetarianos) em valores normais, porém acima do valor médio da normalidade.
6. Nível de lipoproteínas mais baixo do que em onívoros, com boa relação dos índices de Castelli 1 e 2.

## Vitamina $B_{12}$

A vitamina $B_{12}$ é o ponto de maior importância na avaliação de vegetarianos, pois ela só é encontrada em carnes, queijos, ovos e leite. A maioria dos vegetarianos que apresentam baixos níveis de $B_{12}$ estão assintomáticos. Na presença de sintomatologia, as queixas neurológicas são as mais comuns, principalmente formigamento nos membros inferiores (que fica muito evidente quando a pessoa fica alguns minutos sentada com as pernas cruzadas). Sua deficiência surge em quatro estágios, sendo a detecção laboratorial possível, no nosso meio, nos estágios III e IV. As principais características laboratoriais da falta de $B_{12}$ são:

1. Vitamina $B_{12}$ reduzida, assim como holotranscobalamina, neutrófilos, plaquetas e reticulócitos.
2. Homocisteína, ácido metilmalônico e VCM elevados.

A avaliação da $B_{12}$ não deve ser limitada ao hemograma, pois suas alterações (queda de hemoglobina, aumento do VCM, neutropenia e plaquetopenia) são tardias. *Solicite sempre* a dosagem da vitamina $B_{12}$ sérica. Ela deve permanecer sempre acima de 490 pg/ml quando a referência estiver entre 200 a 900 pg/ml. Se a faixa de normalidade do laboratório for outra, como, por exemplo, de 150 a 500 pg/ml, ela deve permanecer acima do valor médio (325 pg/ml). A homocisteína deve permanecer sempre abaixo de 10 mcmol/litro, mesmo que o valor de referência seja abaixo de 15 mcmol/litro.

## Correção da deficiência de $B_{12}$

Há diversas possibilidades terapêuticas de correção da deficiência de vitamina $B_{12}$, sendo a forma injetável a mais antiga e utilizada. No entanto, com o acompanhamento adequado, a via oral também pode ser utilizada em megadoses.

A recomendação clássica é a dose de 1.000 microgramas diariamente por uma semana, por via intramuscular, e, nas semanas seguintes, uma aplicação intramuscular semanal de 1.000 mcg até a normalização da hemoglobina (aproximadamente sete semanas). Para manutenção, uma aplicação por mês na mesma dose. A resposta ao tratamento pode ser confirmada por reticulocitose entre o quinto e o sétimo dias do tratamento.

Embora essa seja a recomendação clássica, há estudos que demonstram que a suplementação diária de pelo menos 1.000 microgramas por via oral é tão eficaz quanto o tratamento por via injetável. Na minha experiência clínica, tenho utilizado raramente a via injetável, reservando-a para os casos nos quais os sintomas neurológicos são intensos. Nas demais situações, tenho preferido a via oral, diariamente, por tempo prolongado (vários meses), e conseguido resultados aparentemente melhores e mais duradouros.

É fundamental a avaliação da eficácia do tratamento por meio de exames laboratoriais durante (se necessário) e após (sempre) o tratamento. Preste atenção aos níveis de ferro durante a suplementação do vitamina $B_{12}$, pois ele tende a ser reduzido. Suplemente ferro se necessário.

Atenção para as mulheres que pretendem engravidar. É raríssimo encontrar vegetarianas com carência de ácido fólico, mas a deficiência de $B_{12}$ é comum. Como as duas vitaminas têm ação similar na formação do tubo neural, concentre a avaliação e a suplementação muito mais na $B_{12}$ do que no ácido fólico.

A recomendação clássica para a manutenção dos níveis de $B_{12}$ é de 2.000 microgramas por via oral uma vez por semana ou pelo menos 5 microgramas por via oral diariamente. No entanto, pela minha experiência, percebo que a dose de manutenção deve ser bem mais elevada. Não há toxicidade por excesso de $B_{12}$.

## Correção da deficiência de ferro

Não é possível corrigir a carência de ferro com alimentação, nem mesmo com a ingestão de carne, cujo corte mais rico tem cerca de 3 miligramas em cada 100 gramas.

Na suplementação, prefira sempre o ferro quelado. A dose preconizada é de 2 a 5 microgramas de ferro elementar por quilo ao dia, dividida em duas ou três vezes por dia. No entanto, essa dose pode causar intolerância gástrica e intestinal, além de aumentar a resposta inflamatória. O uso de doses menores por maior tempo tem se mostrado mais prudente. O tempo para correção total é variável, podendo demorar mais de um ano em alguns casos.

## Procedimentos cirúrgicos

Não há justificativa para não levar um vegetariano ao centro cirúrgico apenas pelo fato de ele ser vegetariano. O receio de deiscência de anastomoses ou de parede por ingestão proteica insuficiente no vegetariano é infundado.

## Prescrição nutricional

A divisão dos grupos de alimentos costuma ser diferente entre os vegetarianos. A recomendação quanto à ingestão das porções mínimas de cada grupo alimentar e o que corresponde a uma porção são:

**Grupo dos grãos:** composto exclusivamente por cereais. Deve-se dar preferência ao consumo de cereais integrais. Uma porção corresponde a meia xícara de grãos cozidos ou a uma fatia de pão integral. Deve-se consumir no mínimo seis porções desse grupo diariamente.

**Grupo dos alimentos ricos em proteína:** composto por leguminosas (feijões), oleaginosas, ovos e laticínios. Uma porção corresponde a meia xícara de feijão cozido, ou a um quarto de xícara de nozes, ou a um ovo, ou a uma xícara de leite. Deve-se ingerir no mínimo cinco porções desse grupo diariamente.

**Grupo das hortaliças:** composto por verduras, legumes e vegetais amiláceos (batatas). Uma porção corresponde a uma xícara de verduras cozidas ou duas xícaras de verduras cruas, assim como uma xícara de legumes picados ou de batatas. Deve-se consumir no mínimo quatro porções desse grupo diariamente, dando ênfase às hortaliças.

**Grupo das frutas:** uma porção corresponde a duas frutas, como maçã ou banana. Deve-se ingerir no mínimo duas porções desse grupo diariamente.

**Grupo dos óleos:** uma porção corresponde a uma colher de chá de óleo de linhaça ou três de óleo de soja ou de oliva. Deve-se consumir no mínimo duas porções desse grupo diariamente.

No planejamento da dieta, é preciso enfatizar o consumo de alimentos ricos em zinco e ferro; quando a dieta for vegana, também o de cálcio.

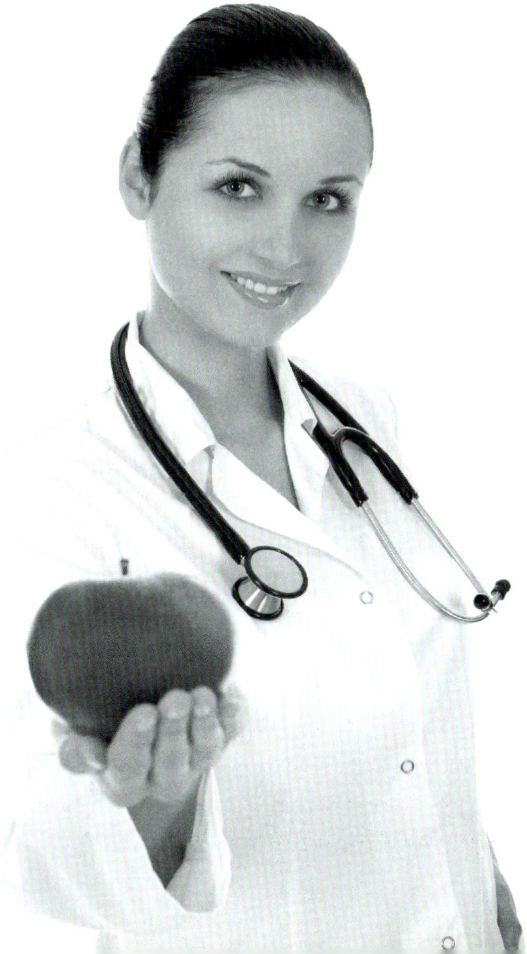

CAPÍTULO 13

# Onde pesquisar sobre vegetarianismo

# Livros e sites

Para aprender a elaborar um cardápio vegetariano e conhecer os principais nutrientes de atenção na dieta sem carne, recomendo meu livro *Alimentação sem carne*. Para obter informações com 100 por cento científicas sobre medicina e nutrição, sugiro a leitura da seção "Artigos" do site www.alimentacaosemcarne.com.br. Nesse site também é possível visualizar o pôster que elaborei com cerca de 350 fotos de alimentos e suas possibilidades de combinação.

Para informações sobre as diversas áreas do vegetarianismo, eventos e congressos, acesse o site da Sociedade Vegetariana Brasileira (www.svb.org.br). Quem se filia à SVB ganha desconto em diversos restaurantes vegetarianos. A União Vegetariana Internacional pode ser acessada pelo site www.ivu.org.

Para ler sobre temas bastante diversificados, acesse o site www.vegetarianismo.com.br ou www.guiavegano.com.br.

Para pesquisas sobre ética animal, adoção ou indicações de cuidados com o seu animal ou animais adotados, acesse o site do Instituto Nina Rosa (www.institutoninarosa.org.br).

Nas bancas de jornal, mensalmente, você poderá encontrar a *Revista dos vegetarianos*, uma revista com diversos temas, receitas, produtos e a lista de todos os restaurantes vegetarianos do Brasil.

Informações sobre produtos que são ou não testados em animais ou que são produzidos com insumos de origem animal podem ser encontradas no site www.pea.org.br.

## Filmes

Diversos vídeos podem ser adquiridos em eventos sobre vegetarianismo ou até mesmo na internet (*download* gratuito). Entre as produções que mostram a criação animal para fins diversos estão *A carne é fraca* e *Não matarás*, produzidos pelo Instituto Nina Rosa, e *Terráqueos* (Earthlings). Para saber mais sobre a devastação do nosso meio ambiente, assista ao filme de Al Gore, *Uma verdade inconveniente*, e logo na sequência, *Uma verdade mais do que inconveniente*.

## Pesquisa científica

Para ler artigos científicos sobre vegetarianismo e nutrição, acesse os sites www.scielo.br ou www.ncbi.nlm.nih.gov/pubmed.

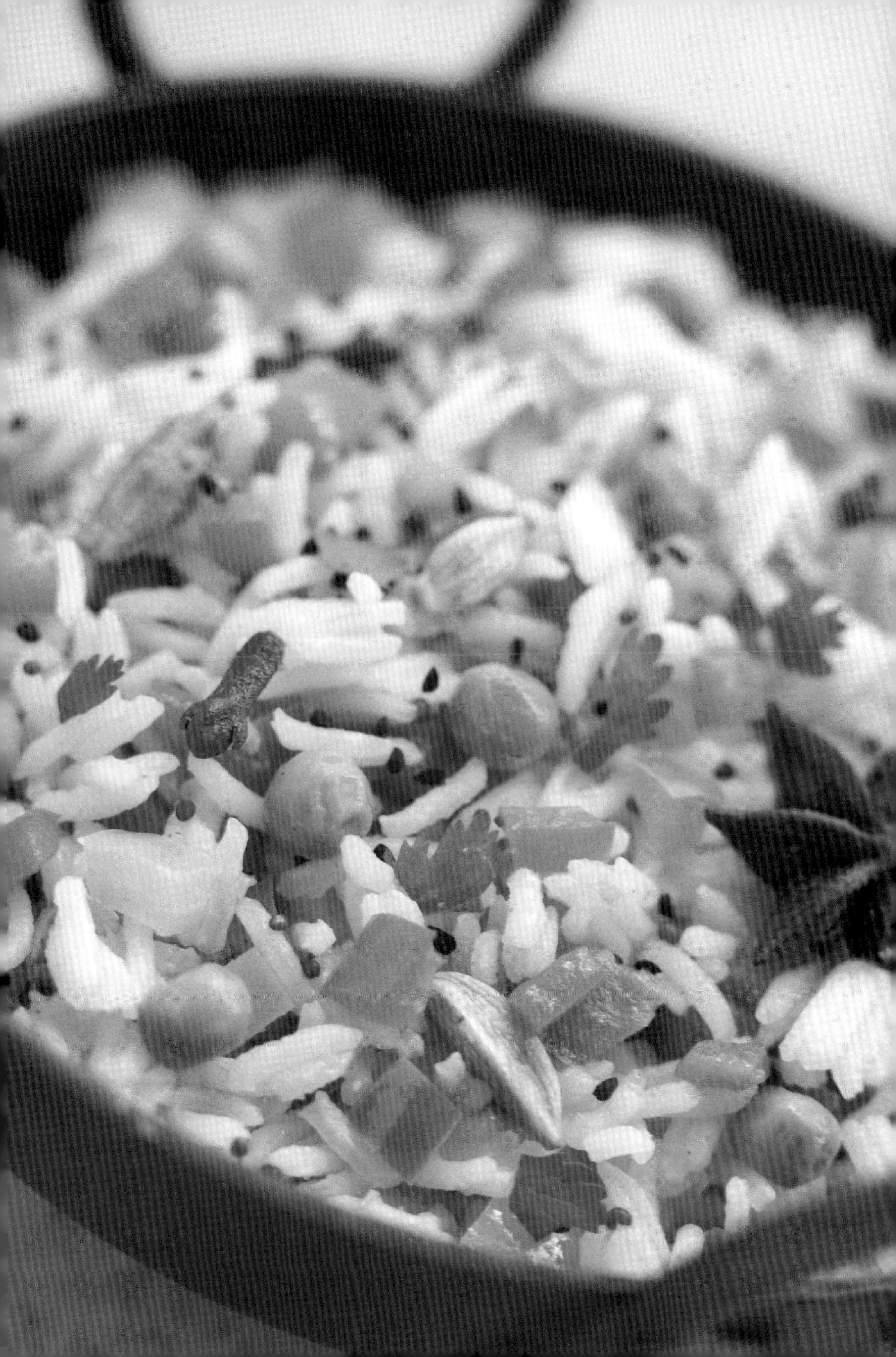

# Referências bibliográficas

"ABOUT IVU". International Vegetarian Union (IVU), fev. 2010 [atualizada em 14 fev. 2010; acesso em 15 fev. 2010]. Disponível em: http://www.ivu.org/about.html

ALPERS, D. H. "What is new in vitamin $B_{12}$?" *Gastroenterology*, 21(2), 2005, pp. 183-6.

AMBROSZKIEWICZ, J.; LASKOWSKA-KLITA, T.; KLEMARCZYK, W. "Low Serum Leptin Concentration in Vegetarian Prepubertal Children". *Roczniki Akademii Medycznej W Bialymstoku*, 49, 2004; pp. 103-5.

AMERICAN DIETETIC ASSOCIATION. "Position of the American Dietetic Association: Vegetarian Diets". *J. Am. Diet. Assoc.*, 109, 2009, pp. 1266-82.

AMERICAN DIETETIC ASSOCIATION; DIETITIANS OF CANADA. "Position of the American Dietetic Association and Dietitians of Canada: Vegetarian Diets". *Journal of the American Dietetic Association.* 103(6), jun. 2003, pp.748-65.

AMERICAN HEART ASSOCIATION. "Vegetarian Diets". Disponível em: http://216.185.112.5/presenter.jhtml?identifier=4777. Acesso em 20 fev. 2010.

AMERICAN INSTITUTE FOR CANCER RESEARCH. "Food for the Vegetarian Teen". Disponível em: http://www.aicr.org/site/News2?abbr=pr_&page=NewsArticle&id=7453. Acesso em 20 fev. 2010.

ANDRÈS, E.; LOUKILI, N. H.; NOEL, E.; KALTENBACH, G.; ABDELGHENI, M. B.; PERRIN, A. E.; NOBLET-DICK, M.; MALOISEL, F.; SCHLIENGER, J. L.; BLICKLÉ, J. F. "Vitamin $B_{12}$ (Cobalamin) Deficiency in Elderly Patients". *CMAJ*, 171(3), 2004, pp. 251-59.

APPLEBY, P. N.; THOROGOOD, M.; MANN, J. I.; KEY, T. J.. "The Oxford Vegetarian Study: an Overview". *American Journal of Clinical Nutrition*, 70(3), 1999, PP. 525S-31S.

BARNARD, N. D.; COHEN, J.; JENKINS, D. J.; TURNER-MCGRIEVY, G.; GLOEDE, L.; JASTER, B.; SEIDL, K.; GREEN, A. A.; TALPERS, S. "A Low-

Fat Vegan Diet Improves Glycemic Control and Cardiovascular Risk Factors in a Randomized Clinical Trial in Individuals with Type 2 Diabetes". *Diabetes Care*, 29(8), 2006, pp. 1777-83.

______________ & GREEN, A. A..; FERDOWSIAN, H. "A Low-Fat Vegan Diet and a Conventional Diabetes Diet in the Treatment of Type 2 Diabetes: a Randomized, Controlled, 74-wk Clinical Trial". *Am. J. Clin. Nutr.*, 89(5), 2009, pp. 1588S-96S.

______________. "A Low-Fat Vegan Diet Elicits Greater Macronutrient Changes, but Is Comparable in Adherence and Acceptability, Compared with a More Conventional Diabetes Diet Among Individuals with Type 2 Diabetes". *J. Am. Diet. Assoc.*, 109(2), 2009, pp. 263-72.

BARR, S. I.; BROUGHTON, T. M. "Relative Weight, Weight Loss Efforts and Nutrient Intakes Among Health-Conscious Vegetarian, Past Vegetarian and Nonvegetarian Women Aged 18 to 50". *J. Am. Coll. Nutr*, 19(6), 2000, pp. 781-8.

BISSOLI, L.; DI FRANCESCO, V.; BALLARIN, A.; MANDRAGONA, R.; TRESPIDI, R.; BROCCO, G.; CARUSO, B.; BOSELLO, O.; ZAMBONI, M. "Effect of Vegetarian Diet on Homocysteine Levels". *Annals of Nutrition & Metabolism*, 46(2), 2002, pp. 73-9.

CROFT, M. T.; LAWRENCE, A. D.; RAUX-DEERY, E.; WARREN, M. J.; SMITH, A. G. "Algae Acquire Vitamin $B_{12}$ Through a Symbiotic Relationship with Bacteria". *Nature*, 438(7074), 2005, pp. 90-93.

DEPARTAMENTO DE AGRICULTURA DOS ESTADOS UNIDOS. "Agriculture. Vegetarian Choices". Disponível em: http://www.mypyramid.gov/pyramid/vegetarian.html. Acesso em 20 fev. 2010.

DESOUZA C.; KEEBLER, M., MCNAMARA, D. B.; FONSECA, V. "Drugs Affecting Homocysteine Metabolism: Impact on Cardiovascular Risk." *Drugs*, 62(4), 2002, pp. 605-16.

FAO/OMS/UNU EXPERT CONSULTATION. "Energy and Protein Requirements". 1985. Disponível em: http://www.fao.org/DOCREP/003/AA040E/AA040E00.HTM [atualizado em 1991]. Acesso em 20 fev. 2010.

FOOD AND AGRICULTURE ORGANIZATION OF THE UNITED NATIONS. "Livestock a Major Threat to Environment". Disponível em: http://www.fao.org/newsroom/en/news/2006/1000448/. Acesso em fev. 2010.

FRASER, G. E. "Associations Between Diet and Cancer, Ischemic Heart Discease, and All-Cause Mortality in Non-Hispanic White California Seventh-Day Adventists". *Am. J. Clin. Nutr,* 70, 1999, pp. 532S-8S

GROMADA, J.; BROCK, B.; SCHMITZ, O.; RORSMAN, P. "Glucagon-Like Peptide-1: Regulation of Insulin Secretion and Therapeutic Potential". *Basic Clin. Pharmacol. Toxicol.*, 95(6), 2004, pp. 252-62.

HADDAD, E. H.; BERK, L. S.; KETTERING, J. D.; HUBBARD, R. W.; PETERS, W. R. "Dietary Intake and Biochemical, Hematologic, and Immune Status of Vegans Compared with nonvegetarians". *American Journal of Clinical Nutrition*, 70(Suppl. 3), 1999, pp. 586S-93S.

HADDAD, E. H.; TANZMAN, J. S. "What Do Vegetarians in the United States Eat?" *Am. J. Clinical Nutrition*, 78, 2003, pp. 626-32.

HAVALA, S.; DWYER, J. "Position of the American Dietetic Association: Vegetarian Diets".[errata in *J Am Diet Assoc*, 94(1), jan. 1994, p. 19]. *Journal of the American Dietetic Association*. 93(11), nov. 1993, pp. 1317-9.

HERRMANN, W.; GEISEL, J. "Vegetarian Lifestyle and Monitoring of Vitamin $_{B12}$ Status". *Clinica Chimica Acta*, 326(1-2), 2002, pp. 47-59.

HERRMANN, W.; SCHORR, H.; OBEID, R.; GEISEL, J. "Vitamin $B_{12}$ Status, Particularly Holotranscobalamin II and Methylmalonic Acid Concentrations, and Hyperhomocysteinemia in Vegetarians". *American Journal of Clinical Nutrition*, 78(1), 2003, pp. 131-6.

"HISTORY of Vegetarianism. The Origins of Some Words". International Vegetarian Union (IVU), fev. 2010 [atualizada em 14 fev. 2010]. Disponível em: http://www.ivu.org/history/renaissance/words.html

HOWARD, Barbara V. "Plant Foods Have a Complete Amino Acid Composition". *Circulation*, 105(25), 2002, p. e197.

HUANG, Y. C.; CHANG, S. J.; CHIU, Y. T.; Chang, H. H.; Cheng, C. H. "The Status of Plasma Homocysteine and Related B-Vitamins in Healthy Young Vegetarians and Nonvegetarians". *European Journal of Nutrition*, 42(2), 2003, pp. 84-90.

HUNG, C. J.; HUANG, P. C.; LI, Y. H.; LU, S. C.; HO, L. T.; CHOU, H. F. "Taiwanese Vegetarians Have Higher Insulin Sensitivity than Omnivores". *British Journal of Nutrition*, 95(1), 2006, pp.129-35.

HUNT, J. R. Bioavailability of Iron, Zinc, and Other Trace Minerals from Vegetarian Diets. Am. J. Clin. Nutr., 78(Suppl. 3), 2003, pp. 633S-9S.

INSTITUTE OF MEDICINE OF THE NATIONAL ACADEMIES (IOM). "Dietary Reference Intakes. Vitamins". Disponível em: http://www.iom.edu/Activities/Nutrition/SummaryDRIs/~/media/Files/Activity%20Files/Nutrition/DRIs/DRI_Vitamins.ashx. Acesso 14 fev. 2010.

KAZIMÍROVÁ, A; BARANCOKOVÁ, M.; VOLKOVOVÁ, K.; STARUCHOVÁ, M., KRAJCOVICOVÁ-KUDLÁCKOVÁ, M.; WSÓLOVÁ, L.; COLLINS, A. R.; DUSINSKÁ, M." Does a Vegetarian Diet Influence Genomic Stability?" *Eur. J. Nutr*, 43, 2004, pp. 32-8

KEY, T. J.; FRASER, G. E.; THOROGOOD, M.; APPLEBY, P. N.; BERAL, V.; REEVES, G.; BURR, M. L.; CHANG-CLAUDE, J.; FRENTZEL-BEYME, R.; KUZMA, J. W.; MANN, J.; MCPHERSON, K. "Mortality in Vegetarians and Nonvegetarians: Detailed Findings from a Collaborative Analysis of 5 Prospective Studies". *Am. J. Clin. Nutr*, 70, 1999, pp. 516S-24S.

KIDS HEALTH. "Vegetarianism". Disponível em: http://kidshealth.org/parent/nutrition_fit/nutrition/vegetarianism.html. Acesso em 20 fev. 2010.

KLOPP, S. A.; HEISS, C. J.; SMITH, H. S. "Self-Reported Vegetarianism May Be a Marker for College Women at Risk for Disordered Eating". *Journal of the American Dietetic Association*, 103(6), 2003; pp. 745-7.

KNUTSEN, S. F. "Lifestyle and the Use of Health Services". *Am. J. Clin. Nutr.*, 59(suppl. 1), 1994, pp. 1171S-5S.

KRAJCOVICOVA-KUDLACKOVA, M.; BLAZICEK, P., BABINSKA, K.; KOPCOVA, J.; KLVANOVA, J.; BEDEROVA, A.; MAGALOVA, T. "Traditional and Alternative Nutrition-Levels of Homocysteine and Lipid Parameters in Adults". *Scandinavian Journal of Clinical & Laboratory Investigation*, 60(8), 2000, pp. 657-64.

KRAJCOVICOVA-KUDLACKOVA, M.; BLAZICEK, P.; KOPCOVA, J.; BEDEROVA, A.; BABINSKA, K. "Homocysteine Levels in Vegetarians Versus Omnivores". *Annals of Nutrition & Metabolism*, 44(3), 2000, pp. 135-8.

KRAJCOVICOVÁ-KUDLÁCKOVÁ, M.; DUSINSKÁ, M. "Oxidative DNA Damage in Relation to Nutrition. Neoplasma", 51(1), 2004, pp. 30-3.

KUO, C. S.; LAI, N. S.; HO, L. T.; LIN, C. L. "Insulin Sensitivity in Chinese Ovo-Lactovegetarians Compared with Omnivores". *European Journal of Clinical Nutrition*, 58(2), 2004, pp. 312-16.

LEE, H. Y.; WOO, J.; CHEN, Z. Y.; LEUNG, S. F.; PENG, X. H. "Serum Fatty Acid, Lipid Profile and Dietary Intake of Hong Kong Chinese Omnivores and Vegetarians. Serum Fatty Acid, Lipid Profile and Dietary Intake of Hong Kong Chinese Omnivores and Vegetarians". *European Journal of Clinical Nutrition*, 54(10), 2000, pp. 768-73.

LI, D.; Sinclair, A.; MANN, N.; TURNER, A., BALL, M., KELLY, F.; ABEDIN, L.; WILSON, A. "The Association of Diet and Thrombotic Risk Factors in Healthy Male Vegetarians and Meat-Eaters". *European Journal of Clinical Nutrition*, 53(8), 1999, pp. 612-9.

LIN, C. L.; FANG, T. C.; GUENG, M. K. "Vascular Dilatory Functions of Ovo-Lactovegetarians Compared with Omnivores". *Atherosclerosis*, 158, 2001, pp. 247-51.

LOMA LINDA UNIVERSITY. "Vegan Food Guide". Disponível em: http://kidshealth.org/PageManager.jsp?dn=lluch&lic=222&cat_id=20132&article_set=55903&tracking=T_RelatedArticle. Acesso em 20 fev. 2010.

MANJARI, V.; SURESH, Y.; SAILAJA, Devi M. M., "Oxidant Stress, Anti-Oxidants and Essential Fatty Acids in South Indian Vegetarians and Non-Vegetarians". *Prostaglandins Leukot Essent Fatty Acids*, 64(1), 2001, pp. 53-9.

MAYO CLINIC. "Vegetarian Diet: A Starter's Guide to Plant-Based Diet. Disponível em: http://www.mayoclinic.com/health/vegetarian-diet/HQ01596. Acesso em 20 fev. 2010.

MCCARTY, M. F. "Vegan Proteins May Reduce Risk of Cancer, Obesity, and Cardiovascular Disease by Promoting Increased Glucagon Activity". *Medical Hypotheses*, 53(6), 1999; pp. 459-85.

MEDLINEPLUS. "Vegetarian Diet". Disponível em: http://www.nlm.nih.gov/medlineplus/vegetariandiet.html. Acesso em 20 fev. 2010.

MEZZANO, D.; MUÑOZ, X.; MARTÍNEZ, C.; CUEVAS, A.; PANES, O.; ARANDA, E.; GUASCH, V.; STROBEL, P.; MUÑOZ, B.; RODRÍGUEZ, S.; PEREIRA, J.; LEIGHTON, F. "Vegetarians and Cardiovascular Risk

Factors: Hemostasis, Inflammatory Markers and Plasma Homocysteine". *Thrombosis & Haemostasis*, 81(6), 1999, pp. 913-7.

MINISTÉRIO DA SAÚDE DO BRASIL. Secretaria de Atenção à Saúde. *Guia alimentar para a população brasileira: promovendo a alimentação saudável*. Brasília, 2005. Disponível em: http://dtr2001.saude.gov.br/editora/produtos/livros/pdf/05_1109_M.pdf. Acesso em 15 fev. 2010.

NEUMARK-SZTAINER, Dianne; STORY, Mary; RESNICK, Michael; BLUM, Robert W. "Adolescent Vegetarians: A Behavioral Profile of a School-Based Population in Minnesota". *Archives of Pediatrics & Adolescent Medicine,* 151(8), ago. 1997, pp. 833-838.

NEWBY, P. K.; TUCKER, K. L.; WOLK, A. "Risk of Overweight and Obesity Among Semivegetarian, Lactovegetarian, and Vegan Women". *Am. J. Clinical Nutrition*, 81, 2005, pp. 1267-74.

O'CONNOR, M. A., TOUYZ, S. W.: DUNN, S. M.; BEUMONT, P. J. "Vegetarianism in Anorexia Nervosa? A Review of 116 Consecutive Cases". *Med. J. Aust.*, 147(11-12), 1987; pp. 540-2.

OBEID, R.; GEISEL, J.; SCHORR, H.; HÜBNER, U.; HERRMANN, W. "The Impact of Vegetarianism on Some Haematological Parameters. *Eur. J. Haematol.*, 69, 2002, pp. 275-9.

OPHIR, O.; PEER, G.; GILAD, J.; BLUM, M.; AVIRAM, A. "Low Blood Pressure in Vegetarians: The Possible Roles of Potassium". *Am. J. Clin. Nutr.*, 37, 1983, pp. 755-62. MELBY, C. L.; HYNER, G. C.; ZOOG, B. "Blood Pressure in Vegetarians and Non-Vegetarians: A Cross-Sectional Analysis". *Nutr. Res.*, 5, 1985, pp. 1077-82.

PHILLIPS, R. L.; LEMON, F. R.; BEESON, L.; KUZMA, J. W. "Coronary Heart Disease Mortality Among Seventh-Day Adventists with Differing Dietary Habits: A Preliminary Report". *Am. J. Clin. Nutr*, 31, 1978, pp. S191-8.

PONGSTAPORN, W.; BUNYARATAVEJ, A. "Hematological Parameters, Ferritin and Vitamin $B_{12}$ in Vegetarians". *Journal of the Medical Association of Thailand*, 82(3), 1999, pp. 304-11.

RAND, W. M.; PELLET, P.; YOUNG, V. R. "Meta-Analysis of Nitrogen Balance Studies for Estimating Protein Requirements in Healthy Adults. *American Journal of Clinical Nutrition*, 77(1), 2003; pp. 109-27.

ROSSEL, M. S.; LLOYD-WRIGHT, Z.; APPLEBY, P. N.; SANDERS, T. A. B.; ALLEN, N. E.; KEY, T. J. "Long-Chain n-3 Polyunsaturated Fatty Acids in Plasma in British Meat-Eating, Vegetarian, and Vegan Men". *American Journal of Clinical Nutrition*, 82(2), 2005, pp. 327-34.

ROUSE, I. L.; BEILIN, L. J.; MAHONEY, D. P.; MARGETTS, B. M.; ARMSTRONG, B. K.; RECORD, S. J.; VANDONGEN, R; BARDEN, A. "Nutrient Intake, Blood Pressure, Serum and Urinary Prostaglandins and Serum Thromboxane $B_2$ in a Controlled Trial with a Lacto-Ovo-Vegetarian Diet". *J. Hypertens*, 4, 1986, pp. 241-50.

SACKS, F. M.; CASTELLI, W. P.; DONNER, A.; KASS, E. H. "Plasma Lipids and Lipoproteins in Vegetarians and Controls". *N. Engl. J. Med*, 292, 1975, pp. 1148-51

SANTORO, S.; VELHOTE, M. C. P.; MALZONI, C. E.; MECHENAS, A. S. G.; STRASSMANN, V.; SCHEINBERG, M. "Digestive Adaptation: A New Surgical Proposal to Treat Obesity Based on Physiology and Evolution". *Einstein*, 1, 2003, pp. 95-8.

SCIARRONE, S. E.; STRAHAN, M. T.; BEILIN, L. J.; BURKE, V.; ROGERS, P.; ROUSE, I. L. "Biochemical and Neurohormonal Responses to the Introduction of a Lacto-Ovovegetarian Diet". *J. Hypertens*, 11, 1993, pp. 849-60.

SIANI, V.; MOHAMED, E. I.; MAIOLO, C.; DI DANIELE, N.; RATIU, A.; LEONARDI, A.; DE LORENZO, A. "Body Composition Analysis for Healthy Italian Vegetarians". *Acta Diabetologica*, 40(1), 2003, pp. S297-8.

SLYWITCH, E. "Avaliação nutricional em vegetarianos". In DUARTE, A. C. G. *Avaliação Nutricional: Aspectos Clínicos e Nutricionais*. 1a edição. São Paulo: Editora Atheneu, 2007, pp. 195-211.

SNOWDON, D. A.; PHILLIPS, R. L. "Does a Vegetarian Diet Reduce the Occurrence of Diabetes?" *Am. J. Public Health*, 75, 1985, pp. 507-12.

SOCIEDADE VEGETARIANA BRASILEIRA (SVB). Estatutos da Sociedade Vegetariana Brasileira, Florianópolis, 15 ago. 2003 [atualizada em 21 mai. 2007; acesso em 15 fev. 2010]. Disponível em: http://www.svb.org.br/vegetarianismo/index.php?option=com_content&view=article&id=64&Itemid=50

SPENCER, E. A.; APPLEBY, P. N.; DAVEY, G. K.; KEY, T. J. "Diet and Body Mass Index in 38.000 EPIC-Oxford Meat-Eaters, Fish-Eaters, Vegetarians and Vegans". *Int. J. Obes. Relat. Metab. Disord*, 27, 2003, pp. 728-55.

STABLER, S. P.; ALLEN, R. H. "Vitamin $B_{12}$ Deficiency as a Worldwide Problem". *Annu Rev Nutr.*, 24, 2004, pp. 299-326.

STAHLER, C. "How Many Adults Are Vegetarian?". The Vegetarian Resource Group Web Site, c.1996-2009 [atualizada em 20 mar. 2006]. Disponível em: http://www.vrg.org/journal/vj2006issue4/vj2006issue4poll.htm. Acesso em 15 fev. 2010.

SZETO, Y. T.; KWOK, T. C.; BENZIE, I. F. "Effects of a Long-Term Vegetarian Diet on Biomarkers of Antioxidant Status and Cardiovascular Disease Risk". *Nutrition*, 20(10), 2004, pp. 863-6.

THOROGOOD, M.; MCPHERSON, K.; MANN, J. "Relationship of Body Mass Index, Weight, and Height to Plasma Lipid Levels in People with Different Diets in Britain". *Community Med*, 11, 1989, pp. 230-3

U.S. FDA/CENTER FOR FOOD SAFETY AND APPLIED NUTRITION. "Nutrition and Your Health: Dietary Guidelines for Americans. Disponível em: http://www.fda.gov/ohrms/dockets/dailys/00/mar00/030600/emc0002.rtf . Acesso em set. 2008.

UGA COLLEGE OF FAMILY AND CONSUMER SCIENCES COOPERATIVE EXTENSION SERVICE. "Vegetarianism". Disponível em: http://www.fcs.uga.edu/pubs/current/FDNS-E-18.html. Acesso em set. 2008.

VALACHOVICOVA, M., KRAJCOVICOVA-KUDLACKOVA, M.; BLAZICEK, P.; BABINSKA, K. "No Evidence of Insulin Resistance in Normal Weight Vegetarians. A Case Control Study". *European Journal of Nutrition*, 45(1), 2006, pp. 52-4.

VARELA-MOREIRAS, G.; MURPHY, M. M.; SCOTT, J. M. "Cobalamin, Folic Acid, and Homocysteine". *Nutr. Rev.*, 67(Suppl. 1), 2009, pp. S69-72.

WORLDWATCH INSTITUTE. "Fire Up the Grill for a Mouthwatering Red, White and Green July 4th. Disponível em: http://www.worldwatch.org/node/1770. Acesso em 20 mar. 2010.

WORLDWATCH INSTITUTE. "Livestock Emissions: Still Grossly Underestimated". Disponível em: http://www.worldwatch.org/node/6297. Acesso em 20 mar. 2010.

YOUNG, V. R.; PELLETT, P. L. "Plant Proteins in Relation to Human Protein and Amino Acid Nutrition. *Am. J. Clin. Nutr.*, 59(suppl. 1), 1994, pp. 1203S-12S.